音楽療法はどれだけ有効か

科学的根拠から探る
その可能性

佐藤正之

DOJIN文庫

父と、今は亡き母に

目次

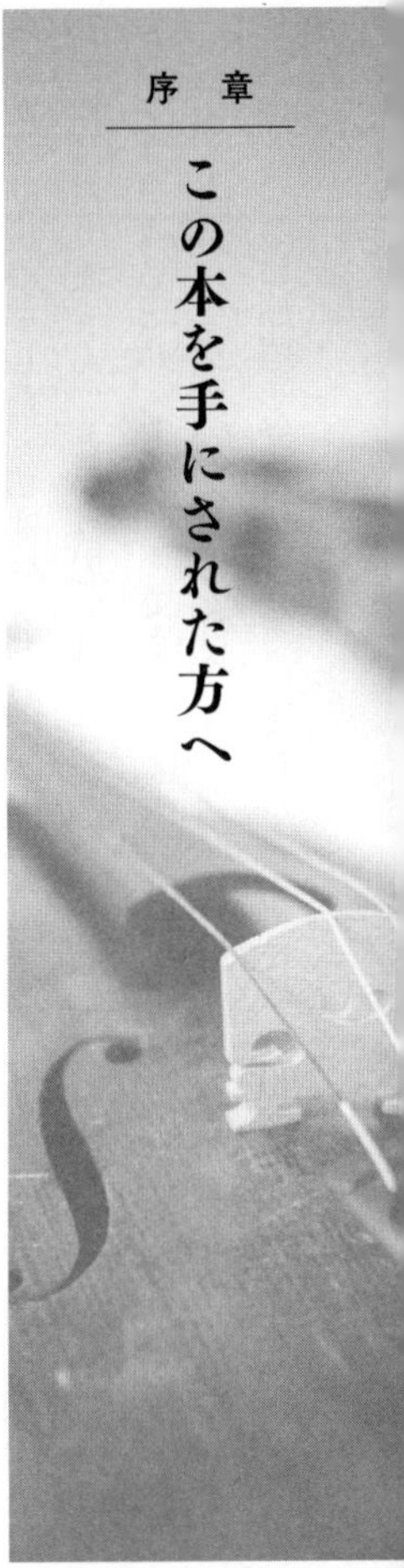

序章

この本を手にされた方へ

巻には、健康と病気に関する本が溢《あふ》れています。新聞の広告欄には「〇〇をして□□が治った」「△△をすれば××が防げる」という見出しが、連日のように踊っています。なかにはきちんとした内容のものもあるのでしょうが、毒にも薬にもならないものも少なくありません。それだけならまだしも、実行した人に損害を与えることもあります。たとえ健康被害はなくても、経済的損失を強いることにはなります。

私が以前勤めていたホスピスに、末期の肝臓癌《がん》の六〇歳代前半の男性Aさんが入院してきました。Aさんは、自ら創設した会社の社長を勤め、国内外を飛び回る生活をされていました。体調に異変が生じたのは出張先の台湾のホテルでした。現地で救急車で病院に運ばれ入院。容態が落ち着いてから日本に移送され、空港から病院に直行。そこでの検査で癌の存在がはじめて明らかになったのです。しかも、手のつけようのない末期癌。医師は余命を半年と診断し、私のホスピスに紹介してくださいました。

Aさんは落ち着いた物腰の紳士で、五歳年下のチャーミングな奥様が毎日付き添われていました。毎週木曜日に「名古屋の会社に残務整理に行くから」と外出されていました。そうこうしている間も容態は少しずつ悪化していきました。最初は自分で車を運転して名古屋まで行っていたのが、二か月後には奥様の運転で行くようになり、さらに二か月が経つと車椅子で移動するようになりました。入院五か月が過ぎたころには、Aさんはトイレに行くのも辛そうになりました。誰が見ても〝そのとき〟が近づいているのは明らかでした。それでも毎週木曜日は、ふらふらになりながらも名古屋に行っていました。

ある週の金曜日の朝、私が病室を訪れるとAさんは疲れ果てた表情でぐったりとベッドに横になっていました。前日に名古屋まで往復して、エネルギーを使い切ってしまったのです。診察を終えて部屋を出ようとする私を、「先生、お話があります」とAさんが呼び止めました。私はベッドの横の椅子に座り直しました。「私は先生に謝らなければなりません」という思いもかけない言葉に、「そんな謝っていただかねばならないようなことは、私は何もされていませんよ」と答えました。

「毎週木曜日、名古屋の会社に行くといっていたのは嘘《うそ》です。実は、あるマッサージ師のところに施療を受けに行っていました」

「それは別にかまいませんよ。マッサージを受けて少しでも体調がよくなったり、気分が落ち着くなら、十分に意味のあることですから」

「私が相談したいのは、そのマッサージのことです」とAさんは経緯を説明し始めました。

台湾で発症して日本に戻り、いきなり余命半年の末期癌と診断され、Aさんは絶望の底に落とされました。そんなとき、〝どんな癌でも必ず治る〟と標榜するマッサージの施療院を友人から紹介されました。夫婦で行ってみると、高級外車が前に止まった小さな平屋の建物でした。中に入ると診察用と施療用を兼ねたベッドが一台真ん中に置いてあり、壁際に事務机があるだけの質素な部屋でした。病気の経過や診断を聞いたあとその施療士は「私のマッサージを受ければ、必ず癌は治ります」といいました。藁《わら》にもすがる思いだったAさんは施療を受けることに決めました。まず入会金が二〇〇万円。週一回三〇分のマッサージが一回七万円。「三か月続ければ、必ず癌はよくなる」とのことでした。

Aさんはいわれたとおりに毎週通い、三か月が経ちました。一向によくならないどころか、悪化したと感じていたAさんは施療士に、「三か月経ちましたが、さらに悪くなった気がするのですが」と質問しました。すると施療士は「今三か月間の効果が蓄積され、まさによくなろうとしているところだ。もう三か月すれば必ずよくなる」

と答えました。Aさんはそれを信じ、毎週通いました。しかし、容態はさらに悪化し続け、ついにはそこまで行くのもやっとという状態にまでなってしまいました。誰がどう見ても、癌が進行していることは明らかでした。Aさんはふたたび、「あれからさらに三か月経ちましたが、とてもよくなっているとは思えないのです」と質問しました。すると施療士は、「もう半年続ければきっとよくなる」と答えました。それが昨日のことでした。

「私に半年先があるとは、どうしても思えないのです」とAさんが私にいいました。

「そこで先生にご相談なのですが、そこにはもう行かないほうがいいのでしょうか。妻は前から〝もう止めよう〟といっていました」

私は、内心に沸き立つ怒りを抑えていいました。もちろん、Aさんにではなくその施療士に対する怒りです。

「残念ながら、その施療士があなたの容態を真摯に考えているとは思えません。それでも、何かしているという事実の存在が希望となって、患者の生を支えることもあります。それなら、たとえ間違った施療でも無意味ではありません。しかし、あなたがそれに疑問を感じ、奥様も賛成されていない現状では、続ける意味はないと思います」

「わかりました。では、昨日を最後にもう行くのはやめます」

私が立ち上がろうとすると、

「先生、もう一つあるのです」といいながら、Aさんはサイドテーブルの引き出しから、ビニール袋の包みを取り出しました。袋の中には小指くらいの太さで高さ数センチの半透明の入れ物に、茶色の液体が半分くらい入っていました。ラベルはなく、成分の表示も何もありません。

「これは〝体調をよくする水〟として、施療士から毎食後飲むようにいわれています。一本三〇〇〇円します。これもやめていいでしょうか？」

私は自分の声が怒りで震えているのがわかりました。

「この中身が何なのか、私にはわかりません。しかし、その施療士がいったとおりにマッサージを受け、その水を飲み続け、それでもご自身がよくなったという実感がないという事実が、その水の効果を語っているのではないでしょうか」

「わかりました。この水ももう捨てます。もっと早く家内のいうことを聞いておけばよかった。合計五〇〇万円ほどつぎ込みました。人生の最後に、経営者としてみっともない出費をしてしまいました」

Aさんはそういうと、弱々しい笑みを浮かべました。Aさんが亡くなったのは、この会話の一週間後です。

亡くなる一週間前のひとに〝あと半年続けたら〟という、見え透いて現実離れしたことを平気で口にする……。残念ながらひとの不幸を、なかには死に至る病を、ビジネスチャンスとしかみなさない輩《やから》が世の中にはいるのです。

通常の治療は、有効性と限界をわきまえたうえで行われます。ひとが行う以上〝絶対に〟という言葉は使われません。医者は神ではなく、現実の医療現場はドラマやアニメの世界とは異なるからです。一見、正しそうに見えて実は間違っているものを似《え》非《せ》科学といいます。反駁《はんばく》者はこういいます、荒唐無稽と思われたもので現実化しているものは多々あるではないか、宇宙船を見ろ、誰が月にひとが降り立つと予想できた？　と。しかしもし今〝アンドロメダ星雲まで行ける宇宙旅行がある〟といわれたらどうでしょうか？　科学的なものの見方・考え方を身につけることにより、その時点での確からしさを判断することができます。

本書のテーマである音楽療法も例外ではありません。「音楽療法は○○に効く」という本は山ほどあります。音楽という、一般人も親しみやすく、マスコミにとっても人目を惹《ひ》きやすい魅力的な題材だからでしょう、さまざまな説が紹介されています。しかしなかには、効果や副作用について何の配慮もなく、単なる執筆者の思い込みと希望だけを書き連ねた本も多々あります。それらは、患者や一般人に損害を及ぼすかもしれません。何より、音楽療法そのものがほかの医療職のひとたちから色眼鏡で見られ、結果として病院や施設の現場で取り入れられる道を狭めてしまうことにもなりかねません。レベルの低い音楽療法の本が音楽療法の未来を奪う、いわば悪貨が良貨を駆逐することになるのです。治療である以上、科学を避けて通ることは許されないのです。

本書は、医学的・科学的に、現時点で妥当と思われる音楽療法の知見を紹介することを目的としています。科学、なかでも現代医学のバックボーンをなすエビデンスということがらについて説明したのちに、音楽療法の効果について、ある程度まで研究が進んでいるいくつかの疾患について述べます。そして将来、医療と福祉の現場で音楽療法が広く行われるようになるために必要な〝ひと〟の問題について、私の経験をもとにお話しします。それではさっそく「医学的・科学的に正しい」とはどういうことかからお話ししましょう。

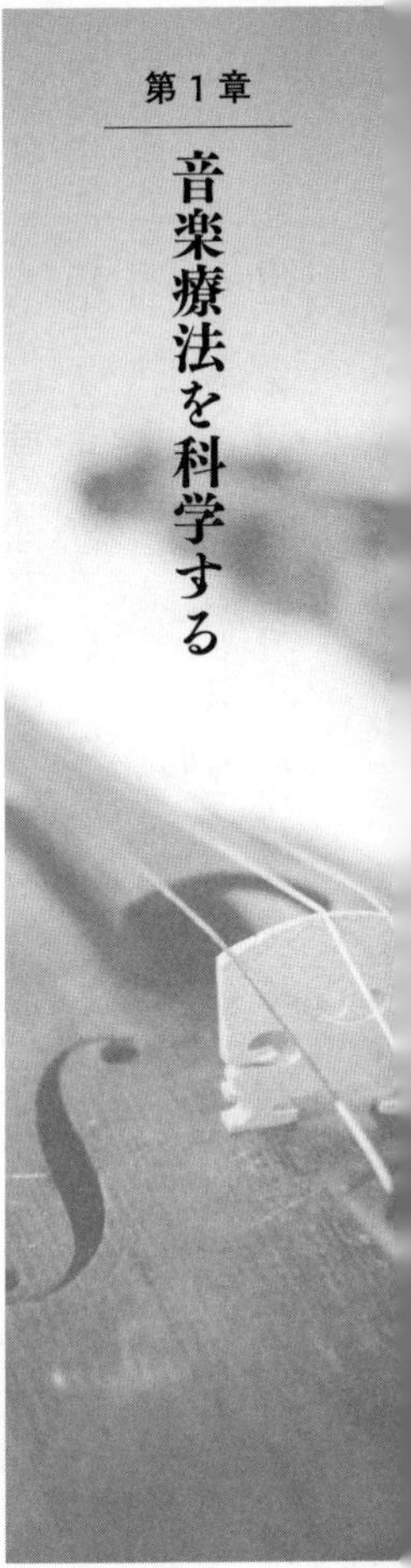

第1章

音楽療法を科学する

この章では、医学における音楽療法を理解するために必要な基礎的なことがらについて解説します。音楽はいうまでもなく芸術（art）の一つです。しかし、療法（therapy）となると、セラピスト個人の名人芸に頼るのではなく、何らかの方法論があってしかるべきです。音楽が脳で知覚される以上、音楽を脳がどのように受容し唄い演奏するかというメカニズムが基礎にあるはずです。そこでまずは、現在の医学のバックボーンであるエビデンスについて説明したあと、音楽の脳内メカニズムについて簡単に触れ、音楽療法の定義や歴史を紹介します。

一　エビデンスとは何か？

エビデンスの重要性を明らかにした研究

医学は自然科学の一つで、基礎医学と臨床医学に分けられます。科学は、観察や実験により現象のメカニズムを明らかにすることがおもな作業です。基礎医学はその意味での科学に属します。一方で臨床医学は、膨大な経験値の上に成立しています。その経験値とは成功例と同様に、あるいはそれよりも多くの失敗例に基づいています。たとえば、輸血に際して同じ血液型の血液を用いる必要があると判明したのは一九〇一年のラントシュタイナーの研究からです。それまでは――今では信じられないことですが――ヒツジの血液や牛乳が投与されたこともあったといいます。当然、それらの患者のほぼ全員がほどなく亡くなりました。このように医学では長らく、個々の医師の経験や考え、権威者の見解などに基づいて、治療の選択がなされてきました。その潮流に変化が生じるきっかけとなったのが、次に述べる一九八〇年代に発表された一つの研究です。

CAST（Cardiac Arrhythmia Suppression Trial）[1]は、心筋梗塞後の不整脈に対する抗不整脈薬の効果を調べた研究です。無症候ながらも、心電図上で六連拍以上の非

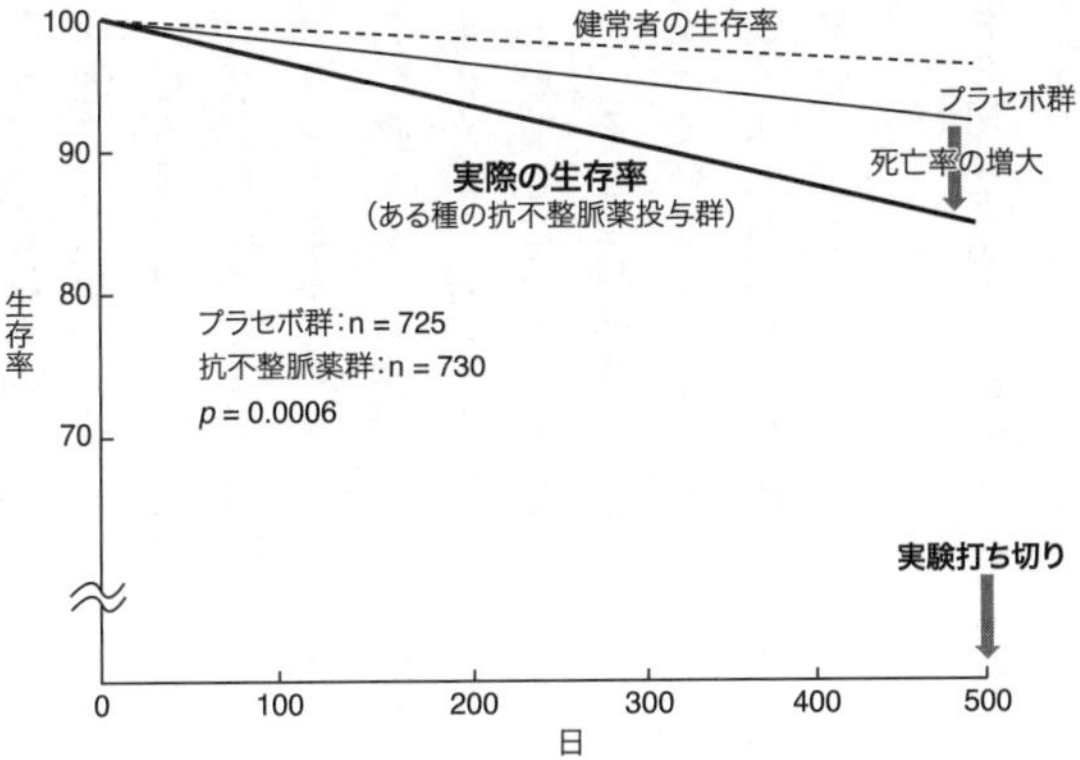

図 1 - 1　CAST の結果の模式図。n：患者数、p：有意確率。

持続性の頻拍をきたす心筋梗塞後の慢性期の患者に対し、ある種の抗不整脈薬が投与されました。対照群として同薬の投与を受けなかった群（プラセボといいます）を置き、長期予後すなわち生存率を調べました。いうまでもなく不整脈は心臓にとって異常な状態であり、それを治療する薬剤を投与することには何の論理的矛盾もありません。事実、当時は世界中の医者がそのような処方を行い、その正当性を疑う者は誰もいませんでした。ＣＡＳＴの予想は〝抗不整脈を投与された群は、プラセボ群に比し、長期生存率が高い〟、つまり抗不整脈薬により心筋梗塞後の患者の予後が改善する、というものでした。両群を一定期間フォローした実際の生存率はどうなったでしょうか？　結果は衝撃的なものでした。予想と正反対の結果が得られたのです（図

1-1)。抗不整脈薬を投与された群のほうが、プラセボ群よりも生存率が低かった、つまり死亡率が高かったのです。しかも両群の差があまりにも大きく、研究の続行は倫理的に問題があるとして、当初の予定よりも早く、二年足らずで打ち切られました。

CASTは世界中の医師・医学者・科学者に、非常なショックを与えました。常識に照らし合わせて何も問題がなく、実際に世界中で行われてきた治療が実は、患者にメリットをもたらすどころか死亡リスクを上げていたことが明らかになったからです。言い換えると〝常識〟や〝経験〟といったものがいかに信用のできない、いい加減なものかが白日のもとにさらされたのです。CASTを契機に、これまで当たり前と思われてきた治療についてももう一度、きちんとデータを取って科学的に評価してみよう、そして科学的に証明された事実（これをエビデンスといいます）を一つずつ積み上げていこう、という考えが生まれました。それが「エビデンス・ベースド・メディシン（EBM：Evidence-Based Medicine）」です。以来、EBMは医学の基礎となっています。

EBMはどのように確立されるか

エビデンス（evidence）の意味を英和辞典でひくと、「証拠、証明、明白、形跡」と記載されています〔『現代英和辞典』（研究社）〕。日本ではこれらの訳語を使わずに、あえて「エビデンス」と片仮名表記が用いられています。それはエビデンスが、「明白に証明された証拠で、ほかのひともあとで形跡を追えるもの」を意味しているからです。追試が可能、すなわち客観性と普遍性をもつ証拠ということです。つまりエビデンスという言葉は医学においては、科学的に証明された事実のことです。

科学的に証明するためには、結果をデータで示す必要があります。そのためには起こっている現象を、できるだけ正確に測定しなければなりません。しかも測定法は、その時代の科学のレベルに合致している必要があります。図1-2はガリレオ・ガリレイ（一五六四～一六四二年）が発見した〝振り子の等時性〟の式です。この式の発見の舞台となったのはピサの大聖堂で、若きガリレイは日曜のミサに出席し、司教の説教を聞いていました。おそらくは半分退屈していたのでしょう。ボーッと天井を見上げたガリレイの目に、風に揺れるシャンデリア（ランプという説もあります）が入ってきました。しばらく眺めていると揺れ方の大小に関わらず、同じ周期で行ったり来たりしているように見えます。そこでガ

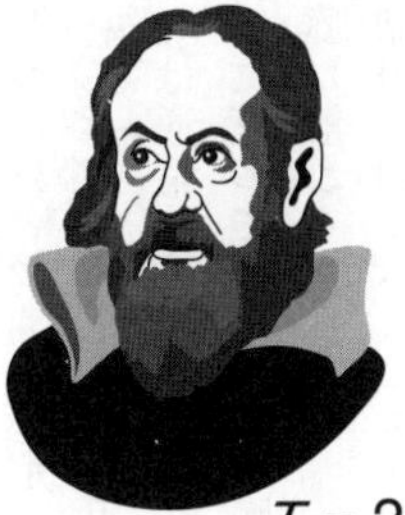

$$T = 2\pi\sqrt{\frac{l}{g}}$$

図1-2　振り子の等時性。振り子の周期（T）は、糸の長さ（l）に影響され、振幅やおもりの質量には影響されない。

リレイは、周期を測定することにしました。当時は時計やストップウォッチはありません。ガリレイは何を用いて測定したのでしょうか。それは自分自身の脈拍です。ミサは通常一時間はかかり、なかでも説教はその半分近くを占めます。その間ずっと椅子に座っているので、脈拍は落ち着きほぼ一定になります。ガリレイは手首の橈骨《とうこつ》動脈に触れながら、シャンデリアの揺れの周期が脈拍いくつ分かを測定しました。その結果、図に示したような式を得るに至ったのです。ガリレイの時代なので、脈拍での計測で十分でした。もし同じことを現在行うとすれば、最低でもストップウォッチ、場合によっては揺れる様子を動画に撮り画像解析により周期を測定する必要があるでしょう。科学は進歩します。それに伴い、現象を記述する方法も変わっていきます。エビデンスを得るためには、起こっている現象を、関連する学問領域のその時代での基準からみて適切な手段を用い、記述されていなければなりません。

ではEBMとは何でしょうか？　EBMとは、「あやふやな経験や直感に頼らず、科学的証拠に基づいて最適な医療・治療を選択し実践するための方法論」、より具体的にいうと「患者の診断・予後・治療などに関するデータを、疫学的・生物統計学的手法で解析し、個々の患者に最も適切な臨床判断を下す方法論・学問である臨床疫学を臨床問題解決のために再構成した概念」と定義されています[2]。音楽療法も治療の一つである以上、EBM抜きに語ることはできません。

ＥＢＭの確立には、エビデンスの積み重ねが必要です。ある研究がエビデンスとみなされるための最低条件は、専門家による査読を経た論文として国際誌に公表されていること（公知となっていること）です。しかし、一度や二度その内容が英文誌に掲載されたからといって、エビデンスとして確立したことにはなりません。ある研究によると、一〇〇件のシステマティック・レビューのうち、二三件が二年以内に覆され、そのうち七件は出版時点ですでに覆されていたといいます[3]。システマティック・レビューとは、単なる過去の報告の羅列とは異なり、それぞれの報告の質的評価と統計解析を行うもので、もっとも強力なエビデンスを生み出す研究方法の一つとされています。そのシステマティック・レビューをもってしても約四分の一の結果が数年以内に覆される事実を前にすると、エビデンスの確立がいかに長くて遠い道であるかがわかります。

現在行われている医療行為でエビデンスが確立しているのは約二〇％に過ぎません。別のいい方をすると、医療行為の八〇％にはエビデンスがいまだ存在しないということになります。また、エビデンスが確立している医療行為についても、それをそのまま適用できる患者は全体の六〇～八〇％といわれています。実際の治療の選択には、患者の希望や経済状況、家族や医師の考えなど、さまざまな要因が関わってくるからです。しかしエビデンスを探求する姿勢が最大限尊重されなければならないことに変わりはありません。エビデンスを顧みない行為は、現在の医療現場で理解を得ることは不可能です。

エビデンスの源としての論文

エビデンスを積み重ねていくために必要なのが研究です。研究の内容と結果を論文という形にして発表します。成果発表はふつう、学術専門誌への掲載という形でなされます（図1－3）。ある研究が完結すると、そこで得られたデータを分析します。予想どおりの結果が得られることもあれば、先述のCASTのように予期せぬ結果となることもあります。どちらも重要な所見であり、失敗の中に次の大きな発展の芽が含まれていることも少なくありません。研究の方法と結果、そしてその意味するものへの解釈などをまとめたのが論文です。

インターネットの発達により世界中の研究者の間での情報のやり取りが容易となった現在、論文は英語の国際誌に掲載されることが必要です。いかに素晴らしい研究成果でも、日本語で書かれたものは外国のほとんどの研究者は読むことができません。二〇一九年の時点で、ある程度の実績があるものだけでも九〇〇〇誌余りの学術専門誌が発刊されています。それらには序列があり、もっとも権威が高いといわれているのが英国から発刊されている『ネイチャー』です。研究者は、研究領域や内容、あるいは結果のもつ重要性から、投稿する雑誌を決めます。

論文が投稿されるとその雑誌の編集部は、論文の内容を理解して重要性を判定できる専門家を選び、評価を依頼します。そのような専門家のことを「査読者」あるいは「レフェリー」、行われる学術的な評価を「査読」といいます。通常は複数の査読者が論文を読み、内容をチェックします。投稿されたそのままの形で掲載が認められること（アクセプト）はまずなく、論文の不備や改善すべき点、あるいは査読者が疑問に思った点などが研究者に示され、それに基づいて研究者は論文を訂正し、ふたたび編集部に送ります。そういった作業を数回繰り返して査読者が納得する内容とレベルに論文が達したときに、その論文はその専門誌に掲載されます。つまり、国際的な専門誌に掲載された論文は、その領域の専門家が見ても一定の質を有しているとみなすことができます。反対に、論文に

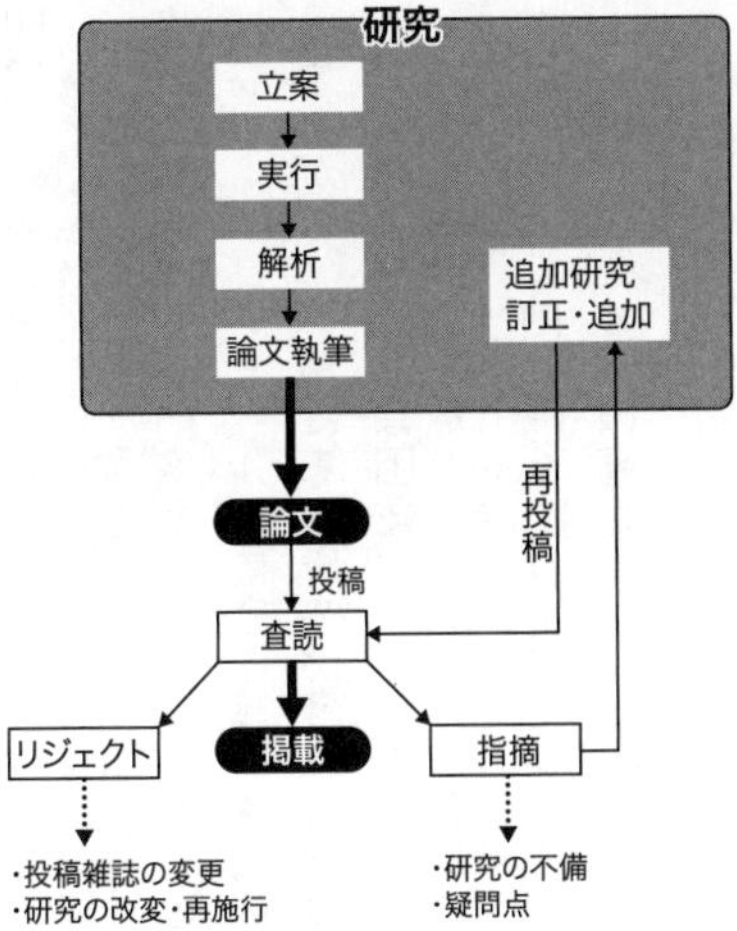

図1－3　研究の結果を論文として発表するまでの流れ。

問題点が多い場合は、掲載が断られること（リジェクト）もあります。

このように、一つの論文が世に出るまでには、その研究を行った当人だけでなく、査読に携わった専門家など、多くのひとの労力が費やされています。日本語による専門誌でも、高いレベルの内容の論文を掲載しているものは少なくありません。しかし残念ながら、いかにその研究が優れたものであっても言葉の壁により、世界的なインパクトを生むことは困難です。さらに、まったく査読のない商業誌や大学の紀要に掲載された研究成果は、学術的にはほぼ無意味といってもいいでしょう。ましてや、マスコミで大々的に取り上げられていることやその研究者がテレビによく出ていることと、研究成果の質の高さとは何の関係もありません。

もっとも信頼できるエビデンス：コクラン・ライブラリー

世界でもっとも信頼できるエビデンスを提供しているのがコクラン・ライブラリー（Cochrane Library）です。コクランとは、スコットランドの医師であるアーチボルト・コクラン（一九〇九～八八年）の名前から取られています。コクランは、ＥＢＭの生みの親の一人とされ、メタアナリシスの積極的な活用を主張しました。コクランが提唱したのは次の三点です。

①有効な治療のみ無料とすること。
②ランダム化比較試験（RCT）を重視すること。
③そうしたデータを定期的・批判的に吟味し、調査を必要とする人に遅れなく届けること。

コクランの思想を具体化すべく、一九九三年にイアン・チャーマーズ（一九四三年〜）により創設されたのがコクラン・ライブラリーです。チャーマーズは英国の健康サービスの研究者で、一九七八〜九二年の間、オックスフォード市の国立周産期疫学部門の部長を務めました。コクラン・ライブラリーでは各領域の専門家がこれまでに出版された論文を集めて、それらの結果を統合してその治療法の有効／無効／評価不能を記載しています。評価不能とは、論文が少ないため結論が導き出せないことを意味します。コクラン・ライブラリーは定期的に更新され、その間に新たに発表された論文の結果を加えて評価がやり直されます。コクラン・ライブラリーはインターネット上で公開されており、だれでもアクセスすることができます。コクラン・ライブラリーに掲載された結果は、その時点でもっとも信頼性の高いものとして、治療や研究の基盤となります。

ハゲタカジャーナルに注意！

コクラン・ライブラリーの創設と発展は、インターネットを抜きには考えられません。解析で得られた結果をインターネットにより世界の隅々まで速やかに、しかも安価に伝えることができるようになりました。ある事象についての論文を調べるための論文検索サイトも複数存在します。そこでは、キーワードを入力してクリックするだけで、過去数十年間に及ぶ関連する論文が一覧となって提示されます。このようにインターネットは、知識の汎化に大きな役割を果たしています。

物事には、プラスがあれば必ずマイナスも伴います。インターネットの発展は、医学雑誌の出版のハードルも下げました。従来の医学雑誌は、出版社が印刷し世界中の大学や病院に郵送されていました。当然、出版社には莫大な設備投資とマンパワーが求められました。それがインターネットの発展により、オンラインジャーナルが登場しました。印刷や郵送の手間が省け、雑誌の創刊・運営に要する費用と手間が大幅に縮小されました。今では歴史ある雑誌も紙媒体とともに、オンラインジャーナルとしても刊行されています。現在は少しずつ紙による雑誌は廃止され、オンラインジャーナルのみに移行する傾向にあります。

出版の費用が安くなり紙媒体がなくなることは、購読料の価格だけでなく資源保護の観点からも好ましいことです。しかし二〇一〇年代に入り、金儲けを目的とした粗悪な雑誌が登場するようになりました。そのような雑誌では、十分な査読が行われず、論文の正当性や質が十分に保証されないままに論文が公表され、高額な掲載料が請求されます。そういう雑誌のことをpredatory journalsと呼びます。predatoryとは「捕食性の、略奪を目的とする」という意味で、日本語ではハゲタカジャーナル、捕食ジャーナル、粗悪学術誌などと呼ばれています。日本の大学では、博士号を取得する際には英語の国際誌に論文が掲載されていることが必要条件となっていることが多いです。あるいは、ある商品や取り組みを売り込む際に「国際誌に掲載されている」と併記することにより、一般の人たちに有効性が確かなものという印象を与えることができます。このように利用者と出版社の利害が一致することにより、ハゲタカジャーナルは存在しているのです。しかも半ば意図的に、ジャーナルの名前を既存の有名な雑誌に似せていることも多いです。極端な場合は、有名ジャーナル名の後の（　）の中に出版社の地名を入れただけのものもあります。ハゲタカジャーナルは、不正確な所見を世の中にばらまくという意味でエビデンスの蓄積を阻害しているばかりか、そうとは知らずに投稿されてしまったきちんとした論文を、学術的に葬り去ってしまうことにもなりかねません。

雨後の竹の子のように出現したハゲタカジャーナルを識別する目的でつくられたのが「BEALL'S LIST」です。このリストはコロラド大学デンバー校の助教授で図書館員だったジェフリー・ビールによって作成されました。二〇一一年には一八の出版社であったのが、二〇一六年には九二三社にまで膨れ上がっています。ビール自身は、オンラインジャーナルの四分の一がハゲタカジャーナルである、としています。当然、掲載された出版社からみると面白くなく、ビールは多くの訴訟を抱えることになり、二〇一七年にはいったんリストは閉鎖されました。現在は、ビールの意思を継いだ有志により存続されています。その他、ハゲタカジャーナルに引っかからないための方法を指南しているサイトとして「Think, Check, Submit!（考えて、チェックしてから投稿しよう！）」があります。いずれにせよ今日では〝国際誌に掲載されている〟というだけでは論文の質を必ずしも信用できず、その雑誌の性質まで勘案したうえで、論文を解釈する必要が出てきました。研究者はもちろん、一般の人たちにとっても大きな問題です。

エビデンスを広げるための研究

研究においては、これまでにわかっているエビデンスをもとに仮説を立て、それを調べていきます。結果として、仮説が立証されることも、否定されることもあります。前者の場合、立証された仮説は新たなエビデンスとなり、さらにそれに基づいて次の仮説が立てられます。後者の場合はその仮説が誤りであったことがわかり、異なる仮説を新たに立てることになります。この繰り返しによりエビデンスは少しずつ広がっていき、それを広げていくのが研究という営みです[4]（図1－4）。

もしある研究者が、エビデンスをわかっていなければどうなるでしょうか？　事実と仮説との境界がはっきりしないということは、明らかにすべき目標・仮説がはっきりしない、つまり何がエビデンスで何が仮説なのかがはっきりしないということです

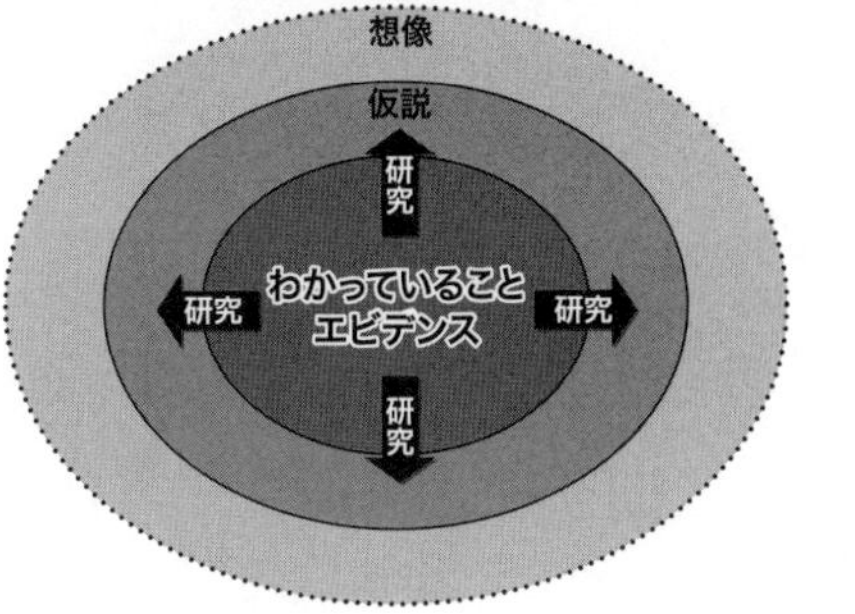

図1－4　エビデンスと仮説　その1。研究とはエビデンスの範囲を外へ広げて行く営みである。

（図1－5）。エビデンスと仮説との境界が曖昧になった研究は、何に基づいて何を明らかにしたのか／しようとしたのかが不明瞭となってしまいます。これでは、科学的に確かな事実を積み上げていくことができません。先人たちの過去の研究成果を正しく理解することは、未来に向けてエビデンスを積み上げていくために不可欠です。

では、適切な仮説とは何でしょうか？　エビデンスに立脚していれば、いくらでも自由に仮説を設定できるのでしょうか？　そうではありません。仮説にも意味のある仮説と無意味な仮説があります[4]（図1－6）。これまでに明らかになっている

エビデンスに基づき思考を一段階広げた仮説は、意味のある適切な仮説です。しかしさらにもう一段類推を重ねるならば、それは仮説の上の仮説となり、砂上の楼閣といえます。エビデンスに立脚してピラミッドを一段ずつ上がっていくのが、科学的に正しい研究ということになります。

音楽を含むひとの精神の営みの中で、エビデンスとしてわかっていることはごくわ

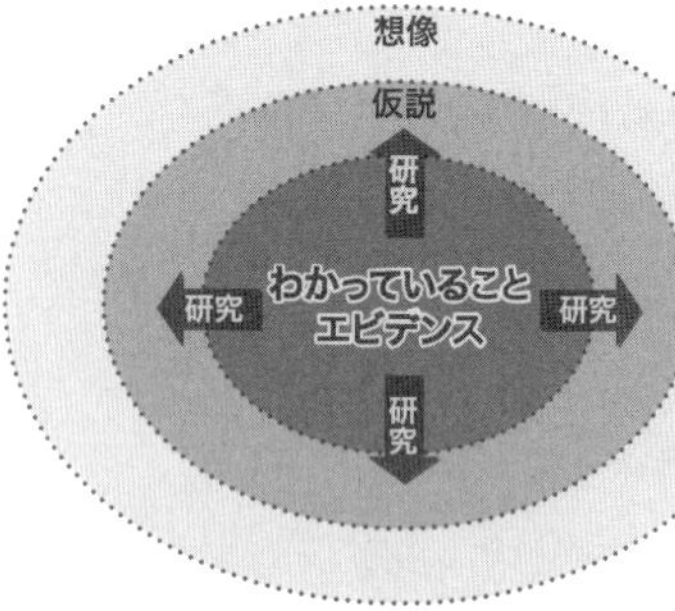

図１－５　エビデンスと仮説　その２。エビデンスの理解がなければ、それを広げる研究は成立しない。

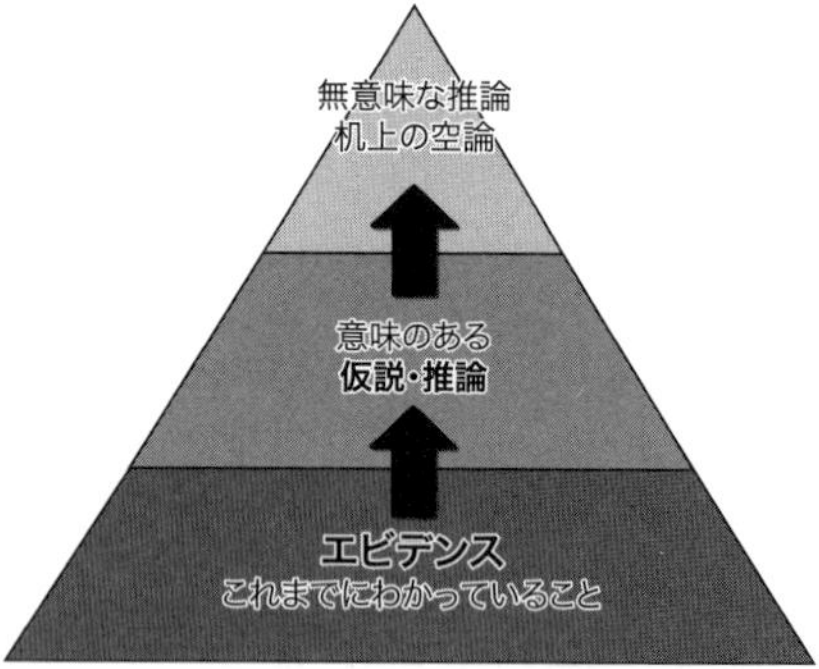

図１－６　科学的思考における論理的妥当性。エビデンスから一段上がった仮説は意味があるが、さらにもう一段積み重ねた仮説は砂上の楼閣であり無意味。

ずかです。ひとは多くのことを感じ、考えることができます。まだ明らかになっていないことについても想像をはたらかせて答えを出していくことは、ひとに与えられたもっとも高い能力といえます。そして時に、現在の科学が及ぶ範囲を超えたずっと先まで見通すことができます。しかし科学的研究においては、それと目の前の営みとは一線を画さないといけません。〝これもいえる。あれもいいたい〟という誘惑を断ち切り、ストイックに愚直なばかりに仮説を制限する必要があります。〝そんなことをしていたら、いつになったら知りたいことがわかるのか〟という声が聞こえてきそうです。しかし科学、なかでも医学において必要なのは、「話としては面白いが、本当かどうかわからない仮説」ではなく「面白くも新味もないが、一〇〇％確実な事実」です。教科書に一行を加えるために膨大な時間と労力が費やされる、それがエビデンスをつくる営みなのです。

治療として成立するために

治療（therapy）とは、患者への医療的はたらきかけをいいます。では何かを患者に行えば、それはすべて治療といえるかというと、そうではありません。治療として成立するためには、いくつかの条件を満たす必要があります（図1‐7）。

第一に、そのはたらきかけが対象とする疾患や症候が決まっていること。病気や病態によりそれぞれ特徴は異なります。何に対してはたらきかけているのかが明確でないと、効果の有無の判定もできません。

第二に、用いる方法が決まっていること。〝一〇人施療者がいたら一〇通りの方法がある〟というのでは治療といえません。

第三に、期待できる効果と有効率が明らかになっていること。臨床においては、一割のひとにだけ一〇の効果がある治療よりも、八割のひとに七の効果のある治療が優先されます。

第四に、起こりうる副作用の内容と頻度が明らかになっていること。副作用には軽微なものから重大なものまでありますが、患者へのはたらきかけである以上、副作用がまったくないということはあり得ません。

そして最後に、これらすべてが一般性と客観性をもったデータとして示されていること。これらすべての条件を満たしたときに、そのはたらきかけは治療として認められます。

では、これらの条件がすべて満たされたならば、その治療は医療や福祉の現場で即受け入れられるのでしょうか？　答えは「ノー」です。現場で治療が受け入れられるためには、次の四つが必要です（図1－8）。

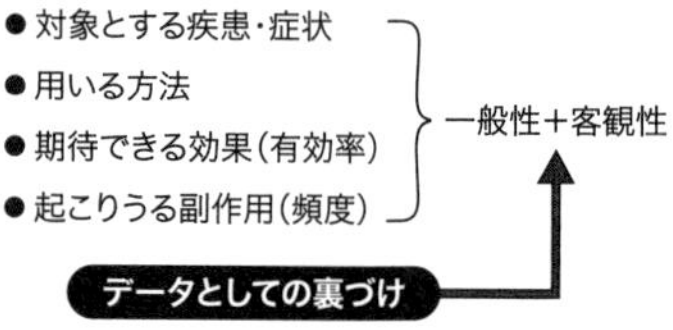

図1－7 “治療（therapy）”とは？

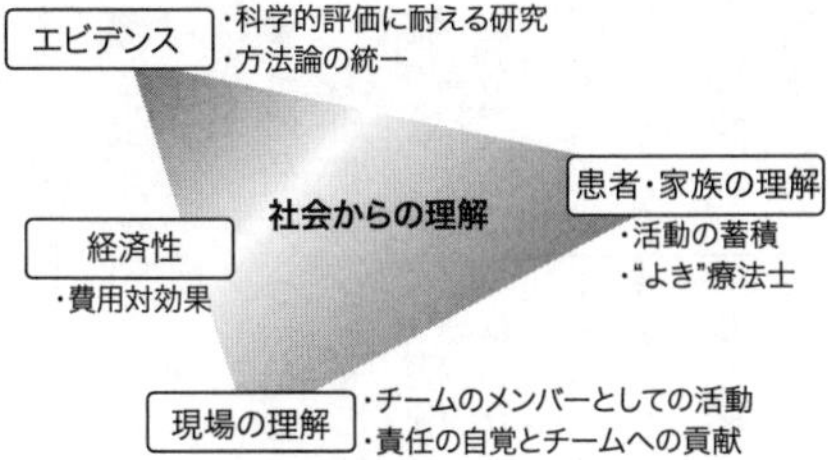

図1-8　"治療"が医療で受け入れられる要件。

まず、エビデンス。上記のように科学的に適切な方法でなされた研究で有効性が証明されていること。次に、患者・家族の理解。その治療を受けた患者が改善を実感していること。第三に、現場の理解。現場のスタッフが効果を感じているだけでなく、その治療を行っている者（医師や療法士）がチーム医療に貢献していること。最後に、経済性。経済状況の厳しい日本では、どんなに素晴らしい治療法でも、莫大な費用がかかると広く流布することは困難です。

このように、エビデンスの蓄積を出発点としつつも、一つの治療が確立するためには、多くの要因を満たすことが必要です。次の節では、音楽療法のエビデンスの基盤となる、音楽の脳内メカニズムについて紹介しましょう。

二　音楽がひとに与える効果の測り方

研究方法

ひとの認知機能を調べる方法として、次の三つがあります。なかでもこの二〇年間の脳画像の進歩は著しいです。テレビや雑誌などで、脳の一部が光っている画像が〝〇〇が効果のある証拠〟として示されることがよくあります。それぞれの手法の特徴と限界を知ることにより、結果の確からしさを正しく推し量ることができます。

●症例研究（case study）

認知機能の研究に限らず、医学そのものの基本であり原点です。現在のすべての治療法は、無数の症例報告の積み重ねの上に成り立っているといっても過言ではありません。脳のある部分が障害されて特定の症状が出現した場合、正常時にはその部分が症状に該当する機能を果たしているとみなします（例：左半球の障害により失語症が生じた→正常な脳では左半球は言語機能をつかさどる）。長所は、一つの症例を詳細に観察・評価した結果が示され、患者の症状の具体像がありありと示されることです。偶然に生じた病気や障害による症状を研究対象とするため「自然実験（natural experiment)」とも呼ばれますが、その患者が実在したという事実は何ものにも代えがたい説得力を持っています。欠点は、個々の症例は一期一会であり追試ができないことです。個人差や背景因子の違いにより、同様の脳の障害を負っても、必ずしもまったく同じ症状が現れるとは限りません。

●**群研究**（group study）

同じような脳部位に障害を負った患者群と、正常群あるいはほかの脳部位の障害をもつ患者群に対し同一の検査を行い、両者の結果を比較することにより脳部位と機能との関係を明らかにする方法です（例：左半球の前頭葉に障害をもつ群と、側頭葉に障害をもつ群を比較→前者では発話、後者では話し言葉の理解がより強く障害される→左半球の前頭葉は発話、側頭葉は理解をつかさどる）。群研究は、頻度の高い疾患を対象にする際に威力を発揮します。長所として、多数例を集めて評価するので個人差が相殺され、より普遍的な所見が得られます。一方、欠点としては、重要な意味をもっていた可能性のある特異な例が排除されることです。結果の比較には統計解析が用いられます。どれだけの症例数が必要かは、有病率などを用いた計算方法がありますが、対象とする症候によっても異なります。一般的には各群三〇例以上が目安になります。

表1－1　脳賦活化実験に用いられる機器の特徴

	測定対象	時間分解能	空間分解能	測定・解析	雑音	費用
PET	代謝	低	やや高	やや難	なし	高
fMRI	血流量	高	高	難	大	やや高
NIRS	血液量	高	低	やや難	なし	安
脳波	電気活動	高	低	易	なし	安
MEG	電気活動による磁場	高	高	難	なし	高

●脳賦活化実験（activation study）

ある課題を被験者が行った際の脳活動の変化を測定し、脳のどの部位がどのような働きをしているかを直接可視化する手法です。脳の代謝を測定対象とするものとして陽電子放射断層撮影法（PET）、血流を測定するものとして機能的核磁気共鳴法（fMRI）、血液量を測定する近赤外線分光法（NIRS）、電気活動を対象とするものとして脳波や事象関連電位、磁力を対象とするものとして脳磁図（MEG）があります。これらは、被験者や課題を自由に選択でき、客観性・再現性ともに優れている点が長所です。脳賦活化実験を正しく行うためには、用いる機器に関する特徴や限界への理解と、高次脳機能全般についての基礎知識が必須です（表1－1）。

脳賦活化実験では何をみているのか

脳を構成する最小単位は神経細胞（ニューロン）です。神経細胞の代謝動態を表したのが図1－9です。神経細胞の活動の本体は電気的活動です。スパイクと呼ばれる持続時間のきわめて短い（まるで火花のような）電位変化です。脳波やＭＥＧは、多くの神経細胞が合わさった電気活動とそれに伴う磁気変化を、それぞれ測定します。神経細胞が活動すると、動脈から酸素とブドウ糖を取り入れ、ブドウ糖を燃焼させることによりエネルギーを取り出します。そのエネルギーによりスパイクが生じます。ブドウ糖の燃焼の結果、二酸化炭素と水が生じます。この過程を計測しているのがＰＥＴです。老廃物としての二酸化炭素と水は、ふたたび動脈中に排出されます。このように動脈中の酸素やブドウ糖が消費されると、動脈はそれを代償するために血管を拡張させ、血流量を増やします。この血流の変化を捉えているのが単一光子放射断層撮影（ＳＰＥＣＴ）やｆＭＲＩです。

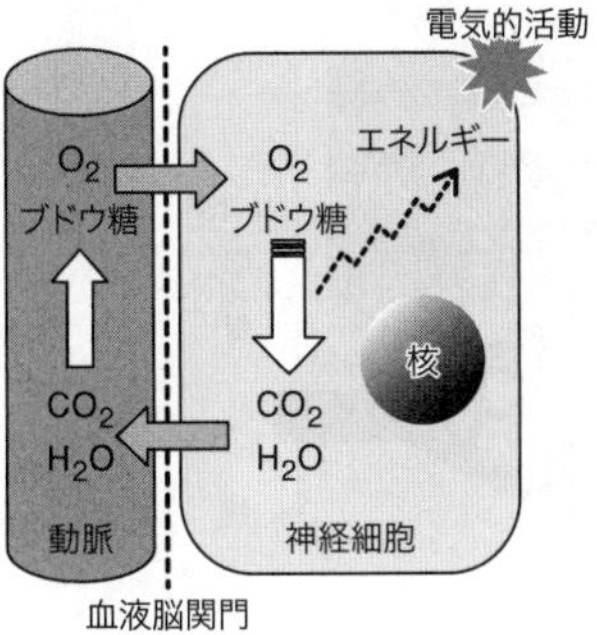

図１－９　神経細胞の活動と代謝。血液脳関門は有害物質が入らないためのバリアで、薬も入りにくい。

一方、ＮＩＲＳが測定している内容は、それらと異なります。図１－10は頭の表面から脳血管に至るまでのおもな構造物を表しています。頭蓋骨の外側には筋層と皮膚があります。内側には、髄膜すなわち硬膜、くも膜、軟膜があり、髄液に浸されています。その奥に脳の実質があります。神経細胞に血液を送

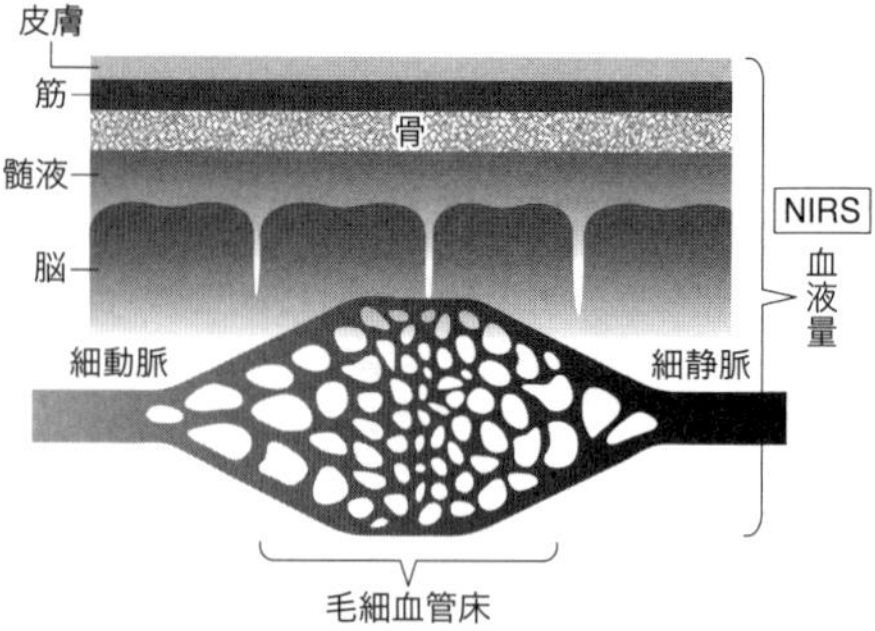

図１－10　脳・血管に届くまで。

る動脈の終末部（細動脈）はさらに細かく枝分かれし、毛細血管床を形成します。毛細血管床では、動脈から送られてきた血液を回収し、細静脈へと送ります。神経細胞の活動や血流変化を計測するには、皮膚からこれらの構造物を越えてデータを得る必要があります。とくにＮＩＲＳは、皮膚から毛細血管床に至る血液量を測定しています。血流量でないことに注意してください。うつむいたりいきんだりすると、皮膚や筋の血液量が変化します。私の研究でも、眼球や口の動きといった頭部の運動だけでなく、手足の動きによっても頭部で計測したＮＩＲＳ信号に変化の生じることが確認されています[5]。

　脳賦活化実験は、どのようにして目的とする神経細胞の活動や血流変化だけを抽出するか、言い換えると雑音との戦いです。そのため、ほとんどの実験では頭部を動かないように固定することが必要で、実験の手法や内容を制限する大きな要因となっています。

脳画像、光るだけでは意味はない

世は〝脳科学ブーム〟です。脳に関する書物が巷に溢れ、テレビでは「〇〇は脳によい！」といった話題がしきりに取り上げられています。そこでは、脳の一部が光っている画像が〝科学的証拠〟として紹介され、「ほら、〇〇をしていると脳が活性化している。だから、〇〇は脳によい」と結論づけられています。本を読み番組を見る一般人はもちろん、それらをつくった著者、プロデューサーも、この結論を当たり前のように受け入れています。はたしてそれは正しいのでしょうか？

重要なのは、脳画像が表しているのは〝状態の比較〟である、ということです。脳画像はふつう、「〇〇をしているときに活性化した」として紹介されます。しかし何もせず横になっているだけでも脳は活動しています。したがって〝活性化した〟というのは絶対値ではなく、何かと比べて相対的に活性化したということです。では何と比べてでしょうか？　一番よく用いられるのは、〝安静時に比べて〟です。つまり、最初に何もせず横になっているときの脳活動を測定します（これを「ベースライン」と呼びます）。次に調べてみたい課題を行っているときの脳活動を測定します。後者の脳活動からベースラインの脳活動をコンピュータを用いて引き算することにより、課題に関係する脳活動だけが残ることになります（口絵①）。

例をあげましょう。紙を一枚持ち上げる動作をしたときの脳活動を、安静臥《が》位と比べたら脳のどこが光るでしょうか？　持ち上げるには腕の動きが必要です。手足の動きを支配するのは反対側の脳ですから、この場合、持ち上げたのと反対側の運動野が活性化するでしょう（右手で持ち上げた場合、左半球の運動野）。紙の手触りや重さを感じる感覚野も光るかもしれません。さらには、運動プログラムをつかさどる前頭葉や運動を調節する小脳にも活性化が見られるかもしれません。

つまり脳画像が表すのは、ある課題を行う際にはベースラインに比べて脳のどこをより使うか、ということです。それ以上でも、それ以下でもありません。いわんや、脳画像で光っていたからといって、その課題がリハビリやトレーニングに有効ということには、まったくなりません。紙一枚を持ち上げることが、腕の筋肉のトレーニングに有効と思う人は誰もいないのと同じです。したがって、「〇〇をしているときの脳画像が光っている。だから〇〇は脳によい」というしばしばみられる表現は、間違いであることがわかると思います。

現代科学の粋を集めた脳画像が課題の有効性の根拠にならないとするならば、その有効性は何によって証明されるのでしょうか？　それは、繰り返し述べるように、実際にその課題を行って被験者の認知・身体機能がどのように変化したかという行動データです。脳賦活化実験の結果は、そのようにして有効性が示された際の脳内機序、言い換えると効果を生み出した脳内過程を示すのに役立ちます。間違ってもその反対ではありません。つまり、「パフォーマンスは何も変わらなかったが、脳賦活化実験の画像が光っていたから何か効果があったのだろう」というのは、無意味な表現といえます。

コインの両面としての症例研究と脳賦活化実験

一九九〇年代の脳賦活化実験の登場は脳研究をおおいに発展させました。これまでに積み重ねられた膨大な症例報告が示唆する所見について、脳賦活化実験で直接確認することにより、それまで有力な仮説とみなされながらも確定には至らなかった多くのことがらが、エビデンスとして証明されました。しかし二〇〇〇年代に入ると、脳賦活化実験の所見だけが独り歩きするようになりました。脳賦活化実験でさまざまな認知課題における活性化部位が示され、新たな知見としてもてはやされ、もはや症例研究は臨床場面での診療行為としての意味はもつものの脳研究には不要ではないか、との空気まで漂うようになりました。しかし気がつけば、膨大な情報の中でどれがエビデンスでどれがそうでないかを多くの研究者は見失っていました。

脳賦活化実験と症例研究は、いわばコインの両面です。ある脳部位の損傷により特定の認知機能障害の生じることが、症例研究で報告されているとします。その認知機能を調べる脳賦活化実験を行った結果、症例研究で障害されていたのと同じ脳部位が光って見えたとします。この場合、その脳部位がその認知機能を担っている可能性はきわめて高くなります。つまり脳画像の結果は、症例研究の裏づけを得てはじめて、確からしさを得ることができます。二〇一〇年代からは振り子の振り戻しの時代といわれています。過去二〇年間の膨大な脳賦活化実験の所見のうちどれが正しいかを明確にするために、症例報告の重要性が再認識されてきています。

音楽の脳内メカニズム

音は空気の振動です。鼓膜に達した音は鼓膜を振動させ、中耳にある耳小骨で増幅されたのちに内耳の中のリンパ液を振動させます。その振動が内耳のどの部分で最大となるかで、音の高さが決まります。音の情報は蝸牛《かぎゅう》神経を通って脳幹に入り、蝸牛神経核や下丘《かきゅう》、中脳の内側膝状体《ないそくしつじょうたい》を経て、側頭葉の一次聴覚野に至ります（図1-11）。

現時点で考えられている音楽の脳内メカニズムを示したのが図1-12です[6]。前述のようにピッチの情報は内耳で分けられ、最終的には側頭葉にある聴覚野で受容されます。リズムの受容には、左半球とくに小脳—大脳基底核—前頭葉の回路が働くとされ

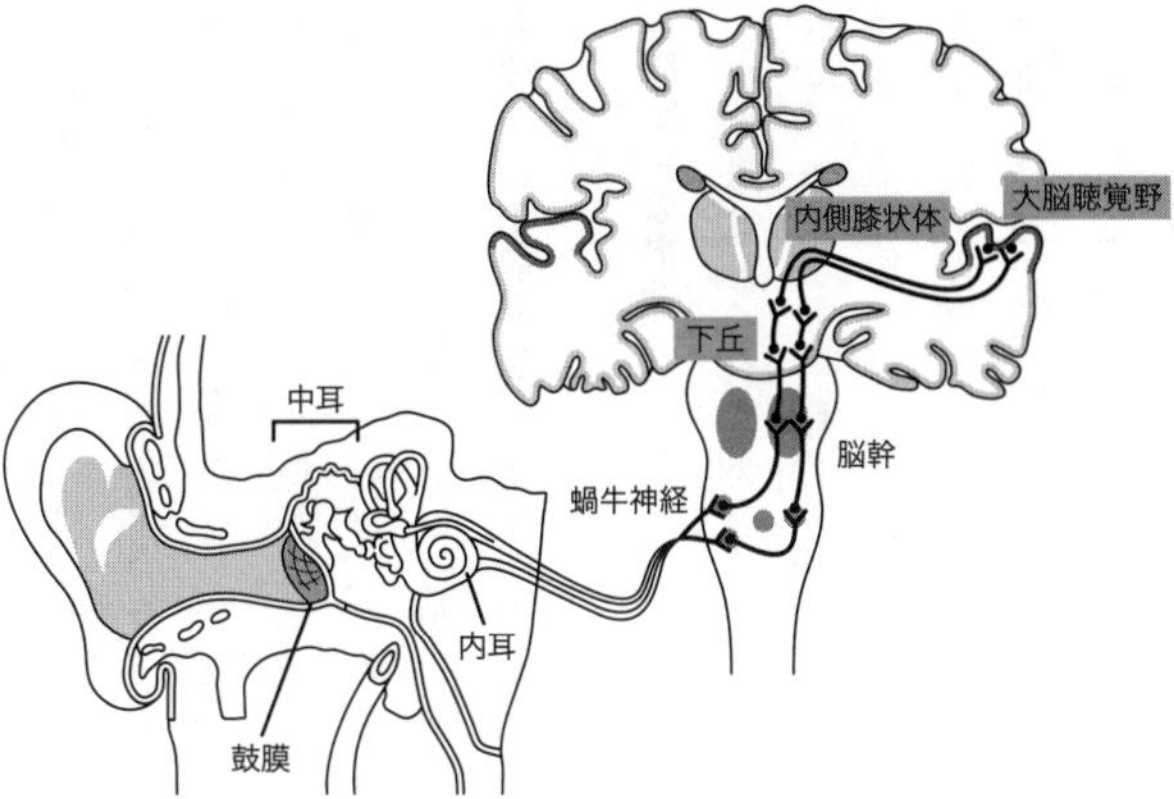

図1-11　聴覚伝導路。実際には、一側の耳に入った音情報は、両側の大脳聴覚野に入力する。

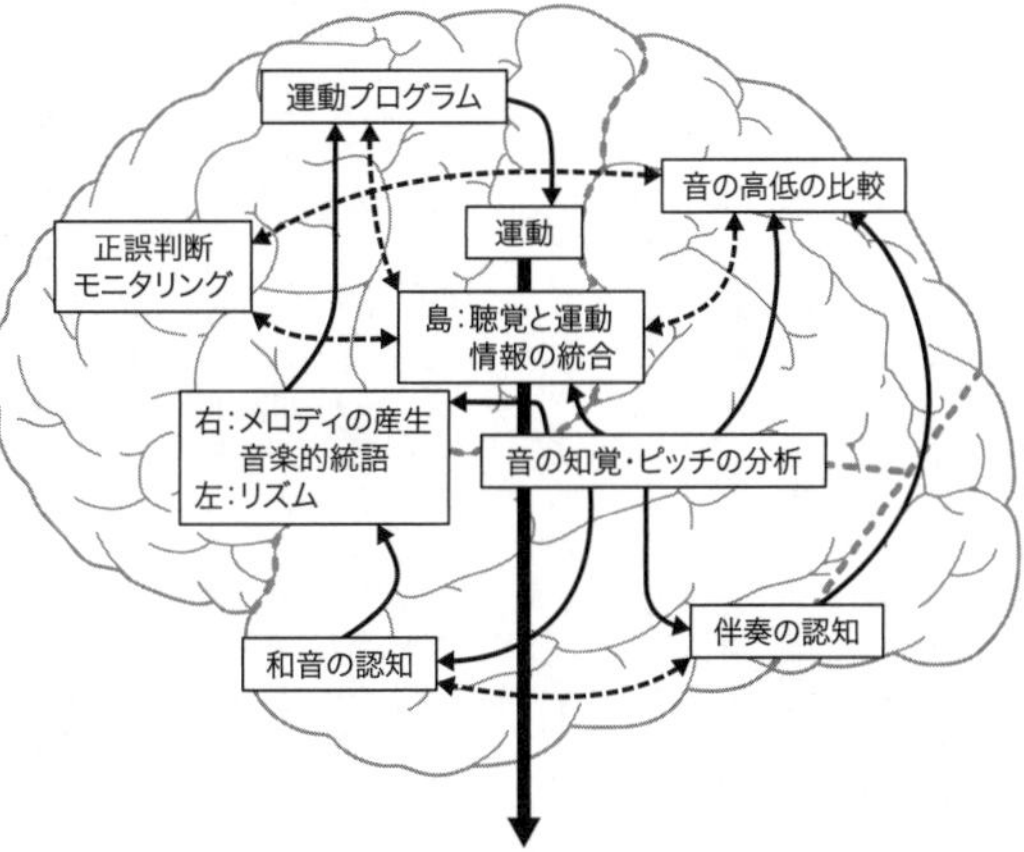

図1-12　音楽の脳内メカニズム[6]。

ています。[7][8] この回路は運動の調節に働き、歩行リズムの形成にも関与するといわれています。和音の受容には、側頭葉の前部が関与すると考えられます。[9][10] カラオケなどで歌を唄う際には伴奏とメロディを聴き分ける必要があります。それには側頭葉後下部と後頭葉の境界部がはたらくと考えられます。[11] ピッチの高低の比較には頭頂葉と前頭葉のネットワークが関与します。[7][12] 前頭葉でつくられた歌唱の運動プログラムは運動野に至り、喉や舌などの筋肉への命令として伝えられ、実際の運動となります。もちろん、これらがすべて正しいかを確かめるには、さらなる研究の積み重ねが必要です。科学とは仮説の設定と証明あるいは破壊を繰り返して発展していくものですから。

神経細胞の構造

これまで脳全体を対象としたお話をしてきました。ここではもう少し細かく脳を見ていきましょう。脳の構成要素を細かく分けていくと、最終的には神経細胞（ニューロン、neuron）に行きつきます。脳の最小構成単位が神経細胞です。神経細胞の構造を示したのが図1-13です。神経細胞は神経細胞体と軸索、シナプスから成り立っています。神経細胞体はいってみれば神経細胞の本体で、遺伝物質であるＤＮＡが入っている核を含んでいます。軸索は銅線のようなもので、神経細胞の興奮を伝えます。シナプスは、他の神経細胞との連結部で、興奮を次の神経細胞に伝える役割を果たし

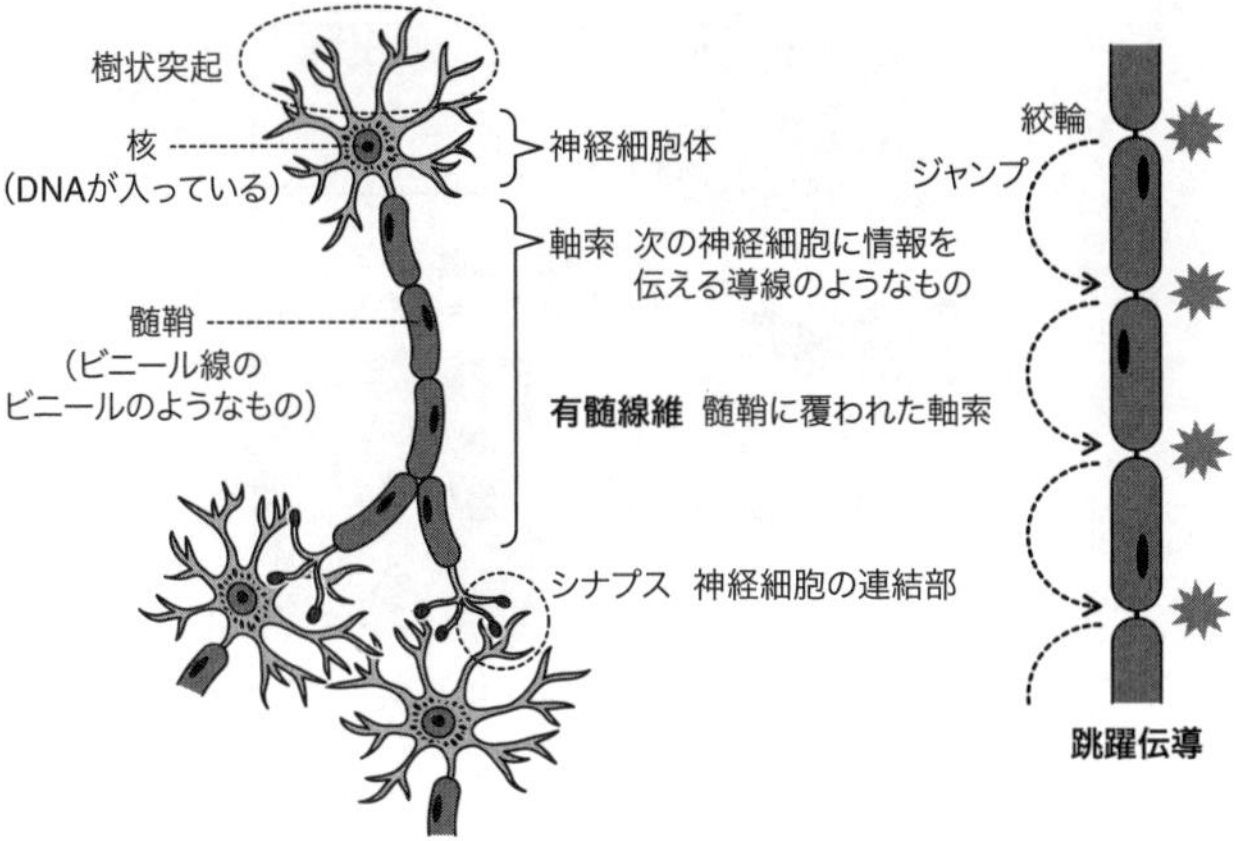

図1－13　神経細胞。

ます。

軸索には有髄線維と無髄線維の二種類があります。前者は、軸索の周りを髄《ずい》鞘《しょう》というビニール線のビニールのようなものが取り巻いており、後者はそれがないものをいいます。有髄線維にはところどころくびれ目があり、絞輪《こうりん》と呼ばれます。有髄線維を刺激が伝わるとき、軸索の興奮は絞輪の箇所でのみ起こります。つまり、絞輪と絞輪との間の髄鞘の部分はジャンプします。その結果、無髄線維の伝導速度が〇・五〜〇・二メートル／秒であるのに対し、有髄線維では一二〜一二〇メートル／秒と飛躍的にアップします。これを跳躍伝導あるいは飛び石伝導と呼びます。動物は進化するにつれて有髄線維を発達させてきました。たとえ

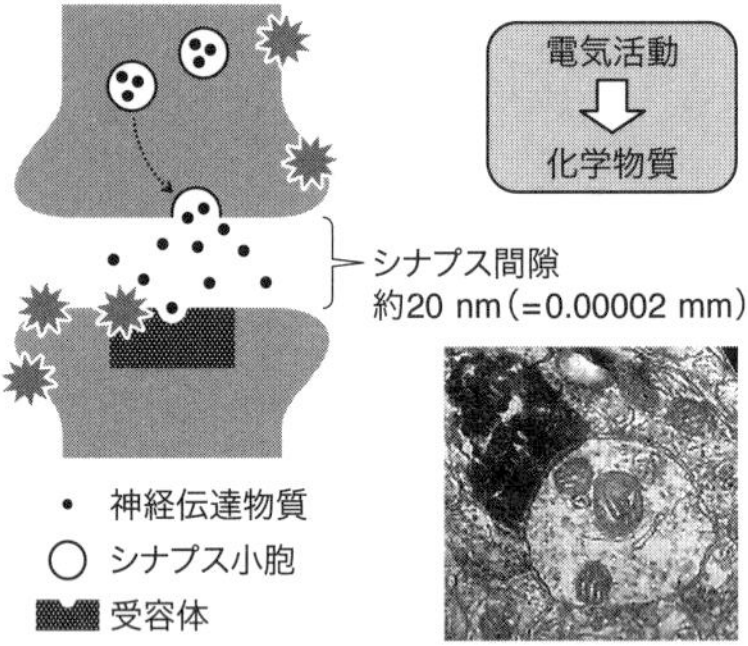

図1－14　シナプスの構造。右下の写真は、ラットの線条体から黒質への投射のシナプス。著者撮影。

ば○○ザウルスという巨大恐竜が尻尾を噛《か》まれたとすると、痛いと感じるまでに分単位の時間を要したと考えられます。これだと痛みを感じる前に食べられてしまうことになり、生存にとって不都合です。

シナプス（synapse）とは、ギリシャ語で「離れているもの」を意味するアプス（apse）と「一緒にする」という意味のシン（syn）を語源とした造語で、一九世紀の英国の生理学者チャールズ・シェリントンによって命名されました。文字通り、離れた場所にある神経細胞どうしを結び付ける役割をシナプスは果たします。シナプスの構造をみていきましょう（図1‐14）。軸索の末端部（シナプス前線維）にはシナプス小胞という袋があります。シナプス小胞の中には、たとえばドーパミンやアセチルコリンといった神経伝達物質が入っています。神経細胞が興奮して、その刺激が軸索末端部まで伝わってくると、シナプス小胞が膜のほうに移動し、中の神経伝達物質を外に放出します。受け手となる神経細胞（シナプス後線維）との間には約二〇ナノメートルすなわち〇・〇〇〇〇二ミリメートルの隙間があります（シナプス間隙）。放出された神経伝達物質はシナプス間隙を漂って、シナプス後線維の受容体に結合します。それが契機となり受け手の神経細胞にも興奮が生じ、さらにそれが次の神経細胞へと伝わっていきます。重要なのは、電気的活動である神経細胞の興奮が、シナプスでは神経伝達物質という物質に置き換わっていることです。物質が漂うシナプス間隙があるからこそ、われわれは薬剤としてそこにはたらきかけることができるのです。もしこれがハンダゴテで溶接したみたいに密着していたならば、薬の作用点はなかったでしょう。右下は、シナプスの電子顕微鏡写真です。私が医学部生時代に行った研究で、ラットの線条体から黒質という部位への投射のシナプスを示しています。写真左上の黒い部分がシナプス前線維で、真ん中の丸い部分が受け手の神経細胞です。両者が接触している箇所がシナプスです。

一つの神経細胞は一〇〇〇〜二万個のシナプスを形成するといわれています。言い換えると、一つの神経細胞には数千から数万の神経細胞が結合していることになります。シナプスをつくるための表面積を確保できるよう、神経細胞体から多数の枝分かれが出ています（樹状突起、図1－13）。成人の脳には約一五〇億個の神経細胞が存在します。生まれたときは約一〇〇〇億個といわれており、発達するにしたがって神経細胞の数は減っていくのです。脳のはたらきを担うのが神経細胞ならば、知能の発達にしたがってその数が減少するのは、矛盾しているように見えます。実は、脳のはたらきを支えているのはシナプスの数なのです。生まれたときは神経細胞の数は多いですが、呼吸をしたりお乳を吸ったりといった、ごく基本的な神経ネットワークのシナプスしか存在しません。それが発達や周囲からの刺激によりさまざまなシナプスができ、ネットワークが形成されていきます。その過程で使用されなかった神経細胞は淘汰されていくのです。世界的に著明な神経科学者V・S・ラマチャンドランによると、人間の脳が取り得る状態の数は、全宇宙の素粒子の数よりも多いそうです（ラマチャンドラン『脳の中の幽霊』角川文庫）。一人の脳が宇宙をも凌ぐ複雑さを有するということは、われわれ一人一人が、いかにかけがえのない存在であるかを示しています。

脳の可塑性と音楽

脳は変化します。脳が持つその能力のことを可塑性といいます。可塑性とは英語でplasticityと書き、プラスチックの語源です。つまり可塑性とは形を変化させる能力を意味し、脳科学では「発達、学習、経験、脳損傷などにより構造や機能の変容を引き起こす能力」と定義されます。可塑性がもたらした脳の構造や機能の変容のことを再構成と呼びます。再構成のもとになっているのは、シナプスや膜受容体、軸索の解剖学的・機能的変化です。ある神経細胞の軸索が障害された場合を例にして説明しましょう。ある神経細胞が隣の神経細胞へ軸索を伸ばし、シナプスを形成しています。通常機能しているのとは別に、解剖学的には存在しているが普段は機能していない潜在シナプスがあったとします。軸索が障害された場合、潜在シナプスが機能を発揮するようになり、いわばバイパスとしてはたらきます。これを増強もしくは表出といい、「silent シナプスが functional シナプスに変化した」と形容されます（図1-15a）。また、いろいろな条件が揃った場合、障害された軸索から新たに軸索が伸びていき、シナプスを再構築することがあります。それを発芽といいます（図1-15b）。リハビリとは、これらの過程を促進することをいいます。

音楽による訓練は、運動学習による脳の再構成の代表とみなされてきました。従来はプロの音楽家と素人の脳の違いを示すことで音楽訓練の脳への影響を類推していましたが、脳賦活化実験の進歩により訓練による脳の変化を直接測定することが可能になりました。その最初の成果が、エルバートらが『サイエンス』誌に一九九五年に発表した研究です。[13] 彼らは、プロの弦楽器奏者九名の左右の指に空気刺激を与え、感覚野の反応をMEGを用いて測定し、楽器未経験者の素人と比較しました。その結果、

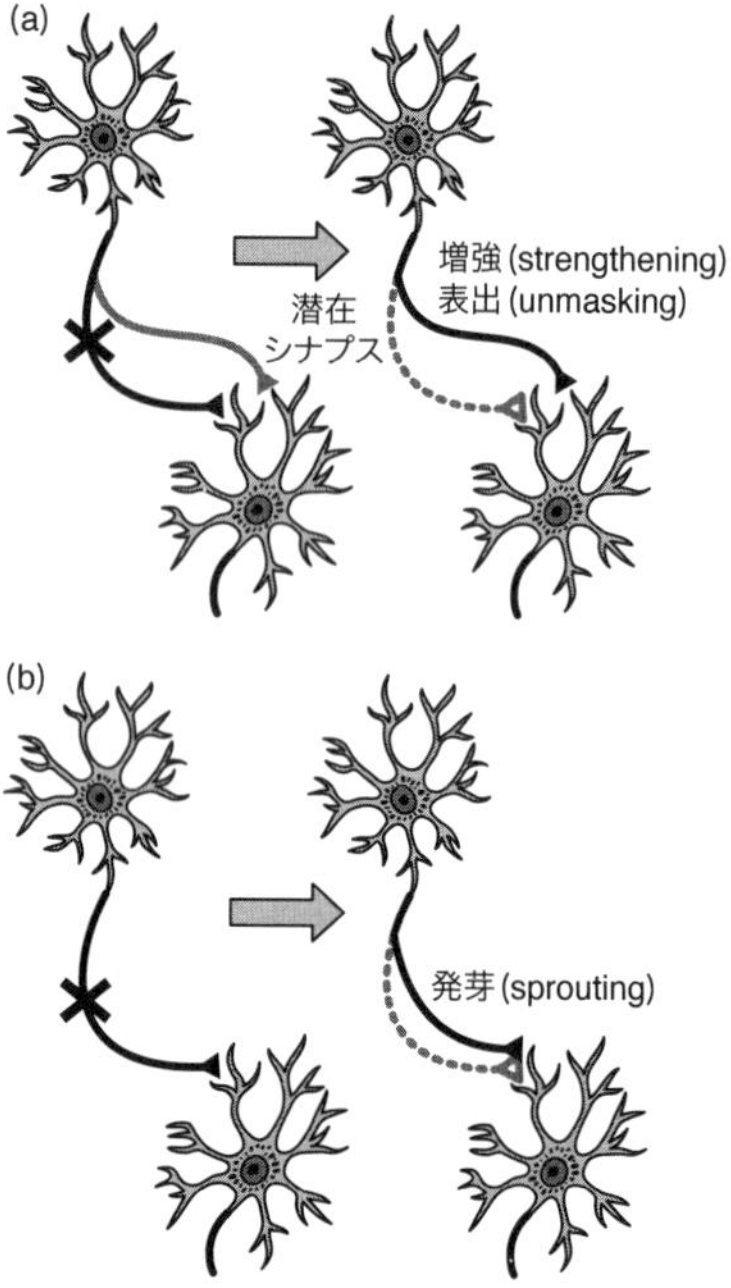

図 1 - 15　silent シナプスから functional シナプスへの変化（ａ）と新たな軸索の発芽（ｂ）。

左小指に対する反応が、弦楽器奏者では素人に比し有意に大きく、しかもその大きさは弦楽器のレッスンを開始した年齢と相関していました。一方で、左親指の反応は弦楽器奏者と素人とで差はあるものの小さく、右の小指・親指では両者で差はありませんでした。弦楽器では、左の人差し指から小指で弦を押さえ、親指は楽器の保持に、右手は弓を引いて演奏します。つまり、左小指は細かな動きを行います。この研究の結果は、弦楽器奏者は幼少時からの長年の楽器訓練により、左小指の感覚をつかさどる右半球の感覚野に再構成が生じたことを示しています。

エルバートらの研究がプロの音楽家という、長年の訓練により生じた脳の変化を調べたのに対し、短期間での楽器訓練による脳の変化を直接調べた研究があります。楽器を学んだことのない素人一二名を対象に、楽譜の読み（読譜）と週一回のピアノ演奏のレッスン、そしてその間の個人練習を一五週間行ってもらい、前後での脳血流の変化をｆＭＲＩで測定しました[14]。その結果、両側大脳半球の頭頂葉、細かくいうと上頭頂小葉という部分の脳血流が訓練後には増加していました。頭頂葉は視空間認知に関与し、なかでも上頭頂小葉は視覚情報と体性感覚の情報を統合するはたらきがあります。素人がピアノを練習することで、楽譜という視覚情報と鍵盤を押すことにより生じた体性感覚の情報とが繰り返し照合され、上頭頂小葉の機能を刺激したと考えられます。この研究結果は、一五週間という短期間の楽器訓練によっても、脳の再構成が生じることを示しています。

このような音楽訓練による脳の再構成を疾患や症状の改善に役立てようというのが音楽療法です。次の節では、音楽療法について解説します。

三　音楽療法概説

定義と分類

音楽療法は「精神および身体の健康の回復・維持・改善という治療目的を達成するうえで音楽を適用すること」（全米音楽療法協会）と定義されます。〝治療を目的とする〟という点で、個人的な嗜《し》好での音楽聴取や楽器演奏、レクリエーションと区別されます。治療手段として音楽聴取を用いるのか、患者自身による歌唱や演奏を用いるのかによって、音楽療法は「受容的音楽療法」と「活動的音楽療法」に大別されます[15]（図1－16）。

受容的音楽療法は、音楽鑑賞による感動や身体に生じた変化を治療の契機として用いるもので、さらに「刺激療法」と「鑑賞療法」に分けられます。刺激療法とは、音楽聴取により患者の精神活動を刺激

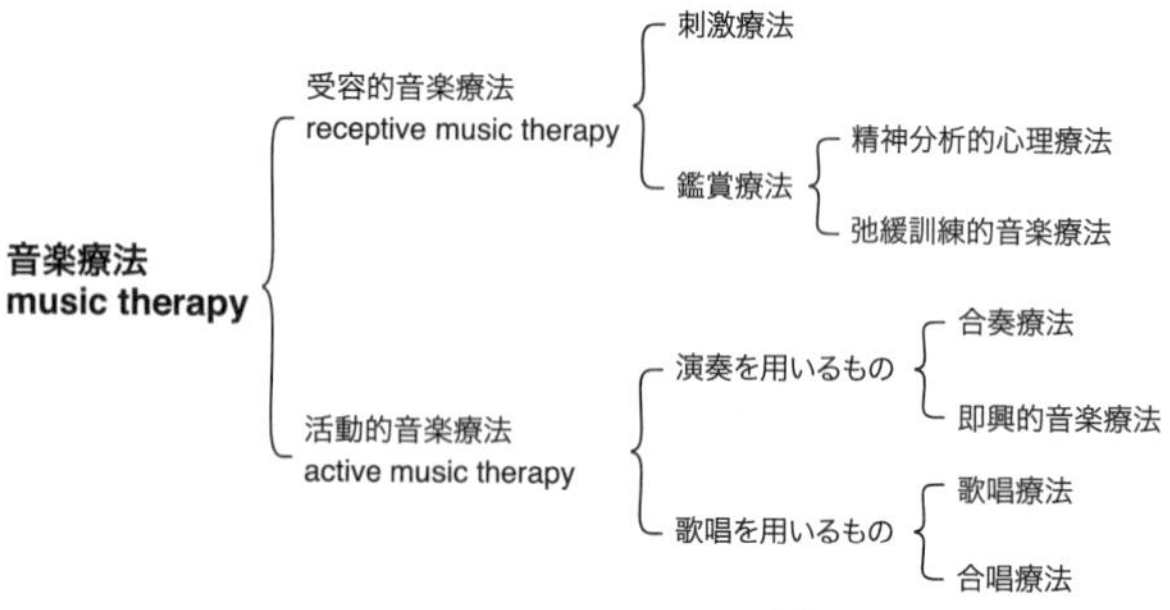

図1－16　音楽療法の分類[15]。

表1－2　音楽療法の分類[16]

楽器に基づく音楽介入（instrument-based music intervention）
聴取に基づく音楽介入（listening-based music intervention）
リズムに基づく音楽介入（rhythm-based music intervention）
多数の要素に基づく音楽介入（multicomponent-based music intervention）

するものです。鑑賞療法には「精神分析的心理療法」と「弛《し》緩訓練的音楽療法」があり、精神分析的心理療法は、感情の言語化能力の低い患者に対して行われ、音楽聴取により患者の感情を誘発し表出させる効果が期待されます。弛緩訓練的音楽療法は、音楽聴取を通してリラクゼーションを達成することにより、患者が自己とその状況を客観的に眺められるように援助します。

一方の活動的音楽療法とは、歌唱や演奏を通して患者の心身に働きかけ、身体・精神活動を活発化させることです。演奏を用いるものとしては「合奏療法」と「即興的音楽療法」が、歌唱を用いるものとしては「歌唱療法」と「合唱療法」があります。実際の療法の場では、上記の内容がさまざまに組み合わされて施行されることが一般的です。

近年では別の分類も提唱されています[16]（表1－2）。これは介入方法に基づいた分類で、楽器、鑑賞を含む音楽聴取、リズム、そしてこれらの要素を組み合わせた介入に分けられています。後述するように、リズムもしくは拍（ビート）が発話や身体の運動の訓練に重要な役割を果たしていることから、メロディ、リズム、ハーモニーという音楽の三大構成要素のなかでリズムだけを分類に取り上げています。

歴史と大原則

音楽療法の歴史をさかのぼると、紀元前一一世紀のユダヤの王サウルのうつ状態を、ダビデがハープ演奏により和らげたという旧約聖書の記載に行き着きます。日本では、天の岩戸に閉じこもった天照大神の怒りを歌舞により鎮めたという『古事記』の記載を、音楽療法の最初とみなすことができます。現在の意味での音楽療法が発展したのは第二次世界大戦後で、欧米で傷病兵士の慰問やリハビリテーションに音楽が用いられたのがきっかけです。欧米では、国家認定された音楽療法士が臨床や介護の現場で活動しています。日本でも学会認定された音楽療法士が存在し社会的関心も高いですが、その活動が医学領域で広く認知されたとは言い難い状況です。

音楽療法の大原則に〝同一性の原理(isoprinciple)〟があります。これは、治療に際してはその時点での患者の症候に合致した性質の曲から入り、次第に目的とする状態に近づけるべく楽曲を変えていく、というものです。たとえば、うつの治療に音楽を用いるとき、いきなり元気で明るい楽曲を用いると、患者は自らの心理状態とのギャップに苦しみ、ときにはかえって気分を落ち込ませることになりかねません。うつの患者への音楽療法では、まずは落ち着いた静かな曲から導入し、患者の様子をみながら次第に明るさ・活発さを増していくのが標準的な方法です。この方法は、身体へのリハビリテーションにおいて、患者の回復に合わせて加える負荷を強めていくのと同じです。ですから音楽療法士には、病気や症状とその評価法についての知識と、何よりも患者の心身の変化を鋭敏に察知する感受性が求められます。

セッションにおいては、一番の盛り上がりはセッションの真ん中か後ろ三分の一のところに設定します。つまりニュートラルな状態で入り、次第に強度を上げ、最大強度のあとは次第に落ち着いていき、最後は開始時と同じニュートラルな状態で終わります（図１－17）。これは、運動やリハビリでウォームアップとクールダウンを行うのと同じです。一番盛り上がったところで「はい、今日はここまで」と終えるセッションをしばしば目にします。これで気持ちが良いのは行っている療法士だけで、患者は昂ぶった気持ちや興奮の持って行き場がなく、放り出された状態になります。その結果、音楽療法の日は夕方に落ち着かない、夜に寝付きが悪いなどの症状を引き起こす可能性があります。音楽療法

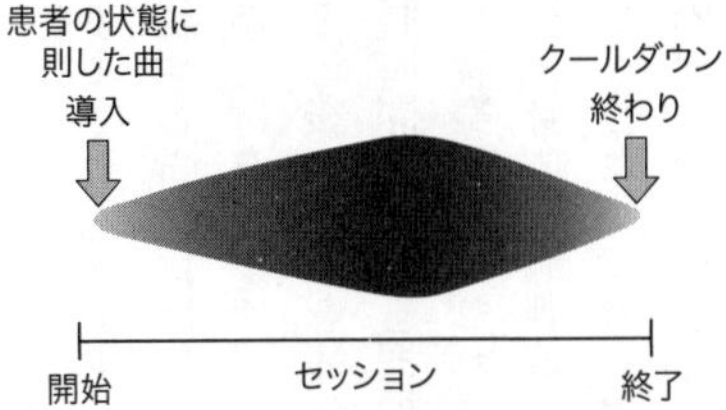

図１－17　セッションの進め方。音楽療法のセッションでは、一番の盛り上がりは時間帯の真ん中から３分の２の時点に設ける。ニュートラルに始まって、ニュートラルに終わる。

士の多くは、病院や施設の常勤スタッフではなく、週に数時間、セッションを行うためにやってきます。セッションが終わるとすぐに施設をあとにします。私は講座に所属する学生には、「毎回でなくてよいので、少なくとも数か月に一度はセッションのあとも夕食まで、できれば就寝時間まで施設に留まって、音楽療法に参加した患者のその後の様子を観察するように」と指導してきました。自らが行った療法について、長時間の効果を把握することは、副作用の防止の点からも重要です。

音楽療法はこれまで、児童・老人施設、精神病院、心療内科、ホスピスなどで、精神・身体機能訓練、ストレスケアの手段としておもに用いられてきました。したがって、これまでの対象疾患としては小児の発達や精神科領域のものが多いですが、近年内科や神経疾患への取り組みも増えてきています。

効果判定の方法

本章二節で、「脳賦活化実験で得られる光る脳の写真は、その課題が訓練として有効であるということを必ずしも意味しない」と述べました。最新の科学の粋を集めた脳画像でも無理だとすれば、音楽療法の効果は何をもって測ればよいのでしょうか？その場合、光る脳の写真にはどのような意義があるのでしょうか？　音楽療法の有効性を示すために必要なもの、それは何億円もする画像機器でも特別なコンピュータ・

ソフトでもありません。紙と鉛筆、手と口と耳で十分なのです。つまり、音楽療法により患者に生じた認知機能や行動上の変化を、患者への質問や診察、家族へのインタビューに基づいて正しく評価することにより、音楽療法の効果を示すことができます。

この場合〝正しく〟という言葉が重要です。正しい評価のためにはまず、研究プログラム全体を、前もってきちっと立てることが必要です。音楽療法の有効性を見るためには、療法を行う前後で同じ方法を用いて評価しなければなりません。第二に、評価の手段には信頼できる検査を用いることです。できれば標準化され基準値が設定され、臨床や福祉の現場で汎用されるものが望ましいです。それは、その方法が多くの専門家から妥当とみなされていることを示しているからです。第三に、音楽療法の内容が患者の抱える問題の改善に役立つという先行例、あるいは合理的説明があること。音楽療法は万能薬ではありません。効果の期待できる症候とそうでないもの、あるいは副作用も起こり得ます。患者ができること・苦手なことは、疾患ごとにその特徴が異なります。手の運動障害と歩行障害のリハビリの内容が異なるように、疾患の特徴に応じた音楽療法の内容を設定することが必要です。

典型的な実験プログラムの例を示します（図1－18）。もっとも単純なものは、介入群とコントロール群の二群を用意し、評価の目的とする訓練と、それと同等の負荷を持ち過去の研究から有効性が示されている課題を用いた訓練をそれぞれの群に行い、

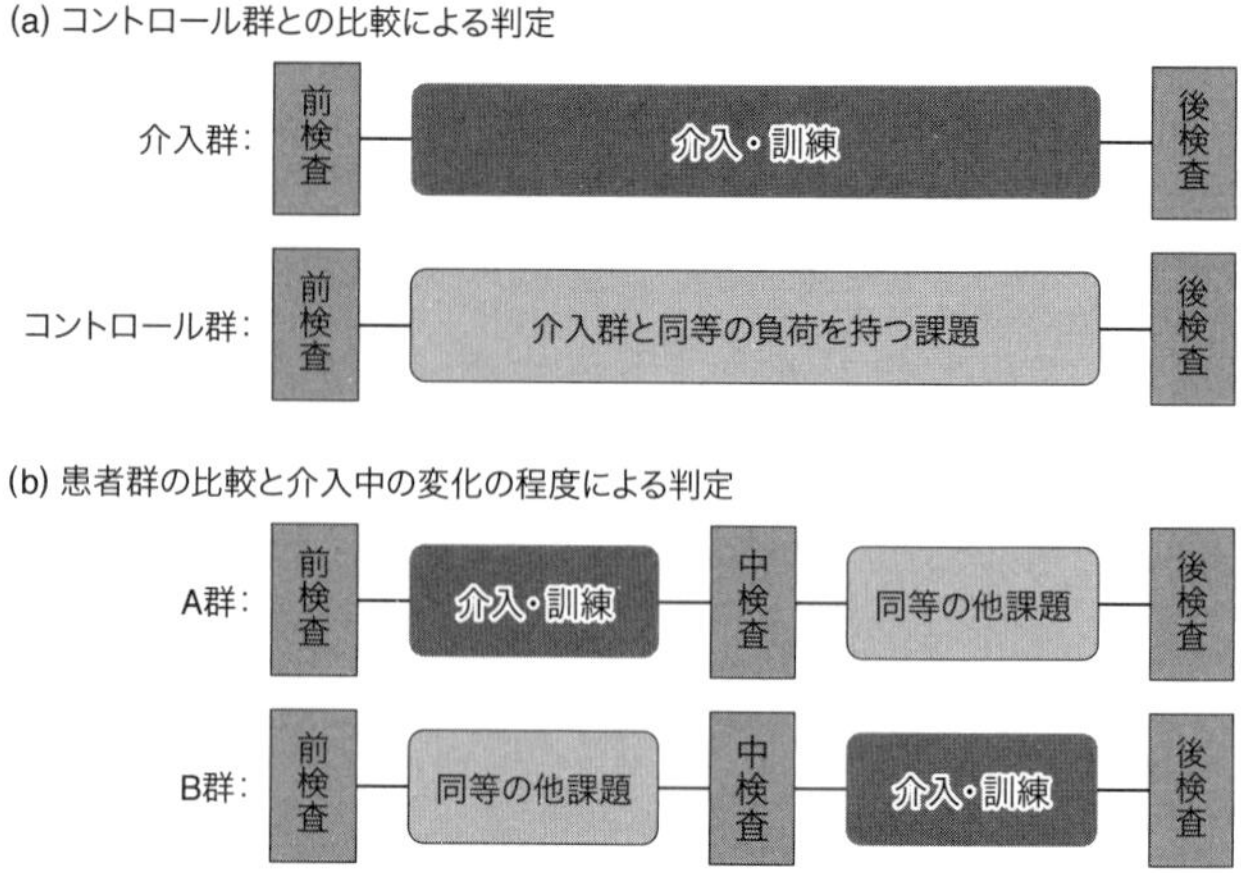

図１－18　有効性の評価のための実験の代表的な組み方。

前後の検査結果を比較するというパラダイムです（a）。これは、明快に結果を示すことができますが、それぞれの群に少なくとも三〇名以上の被験者を必要とすることから、多数の患者が存在する症候に限られます。患者数が少ない場合や訓練による変化の傾きを見たい場合には、二つの群を対象に目的とする訓練とそれと比較するための訓練とを交互に入れ替えて施行し、訓練の前・中・後の三回検査を行います（b）。この場合、介入と対照の訓練の結果の比較だけでなく、それぞれの期間での変化を比べることもできます。このように、患者数や評価したい内容などにより、どのような実験パラダイムを用いるかが決定されます。

では、脳画像の果たす役割は何でしょ

うか？　それは前にも述べたように、効果をもたらした脳内メカニズムを明らかにすることです。ある課題が認知機能を改善させると確認された場合、その課題が脳に何らかの機能的変化・再構成をもたらしたと考えられます。脳賦活化実験を行うことにより生じた脳の機能的変化、言い換えると改善の生理的メカニズムを明らかにすることができます。ここで大切なのは、認知機能や行動の変化を調べた結果により、その訓練の有効性が確認されていることが大前提です。間違っても、「認知機能や行動のデータに変化はないが、脳画像が光っていたからこの課題は有効である」などと、本末転倒な解釈をしないことです。

●この章のまとめ●

患者を対象に、疾患による症状を和らげるために用いられる以上、音楽療法も医学で求められる科学性・妥当性、すなわちエビデンスが必要となります。コンピュータと画像解析学の発展は、ある課題を行っているときの脳の活動を可視化することに成功しましたが、〝光る脳〟は綿密に練られた計画に基づいて正しく測定された認知機能や行動の変化があってはじめて意味をもちます。ある課題で脳が光るということと、その課題が訓練やリハビリとして有効であるということとの間には、大きな隔たりがあるのです。

以降の章では、音楽療法が活用されている、または有効性が期待されている疾患や症状について、現時点でのエビデンスを紹介します。最初は、日本を含む世界で大きな問題となっている、認知症に対する音楽療法について述べます。

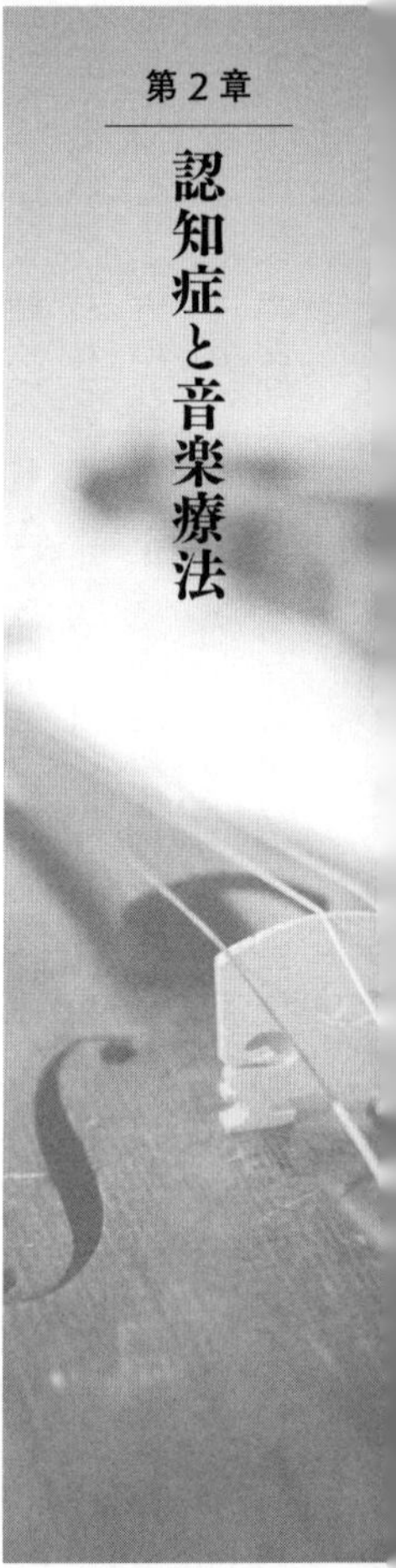

第2章

認知症と音楽療法

世界における認知症についてみると、三つの問題があげられます。第一に、今後の患者数の爆発的な増加。第二に、中・低所得国で顕著な患者数の伸び。それらの国では医療・福祉システムが未整備で、対策が後手に回りがちです。第三に、根本治療薬の不在。大部分の認知症の病気は、いったん発症すると経過とともに確実に悪化していきます。つまり、薬以外の非薬物療法を含めた総合的な対策が重要となってきます。音楽療法は、認知症のケアの現場でしばしば用いられてきました。この章では、認知症に対する音楽療法の現時点でのエビデンスを、私が行った研究とともに紹介します。

一　認知症とは？

認知症を取り巻く状況

日本は今、人類史上かつてない超高齢社会を迎えています。これには接頭語がつきます。かつてない数の高齢者を、かつてない少数の若年者が支えるという構図です。"少子"超高齢社会です。寿命が延びること自体は喜ぶべきことです。しかし、物事にはプラスがあれば必ずマイナスもともないます。そのマイナスの一つが認知症です。認知症の多くはいまだ不治の病で、現在の医学をもってしても完全に回復させることは困難です。症状をいくらかでも和らげる薬だけでなく、地域ネットワークの整備や非薬物療法など、あらゆる手段を用いて発症予防や進行抑制、あるいは認知症を抱えながらも住み慣れた地域で暮らしていける環境の確保を図っていくことが必要です。

二〇一〇年の時点で、日本には四六二万人の認知症患者がいるとされています。認知症予備群といわれる軽度認知障害（ＭＣＩ）の方はさらに四〇〇万人います。一説では、ＭＣＩの方の八割が五年後には認知症に移行するといわれ、厚生労働省によると二〇二五年の全国の認知症患者は、少なくとも七〇〇万人にのぼると予測されています。現時点での認知症患者数を五百数十万人と予想する研究者もおり、その見解に従うと二〇二五年の認知症患者数は八〇〇万～一〇〇〇万人にまで膨れ上がります。研究者の間では、もろもろの対策がうまくいけば二〇三〇年に七〇〇万～八〇〇万人、このままだと一〇〇〇万人、対策がうまくいかなければ一千数百万人に達すると予想されています。これは東京都の人口に匹敵し、このことからもいかに大きな数であるかがわかると思います。

世界に目を転じてみると、認知症が地球規模の問題であることがわかります。二〇一三年一二月にロンドンで「G8認知症サミット」の初会合が開催されました。それによると、世界で認知症に費やされる金額は年六〇兆円にのぼり、これはロシアの国家予算の約一・五倍に相当します。また、認知症への国家的対策を講じているのは先進国を含めわずか一三か国に過ぎません。今後は平均寿命の世界的延伸、経済格差の増大から、全世界で認知症は大問題となっていくと思われます。二〇五〇年には全世界で一億三〇〇〇万人を超える認知症患者が生じると予想され、なかでもアジアでの患者数の増進が著しいと考えられています（図2－1）。認知症は、医学はもちろん社会、経済を含む全世界の喫緊の課題です。

寿命が延びれば高齢者が増え、認知症が増える……それでは、認知症の増大は避けて通れない、手の施しようのないことがらなのでしょうか？　ここに一つの報告があります。英国では二〇年以上前から、認知症予防に力を入れてきました。具体的には、

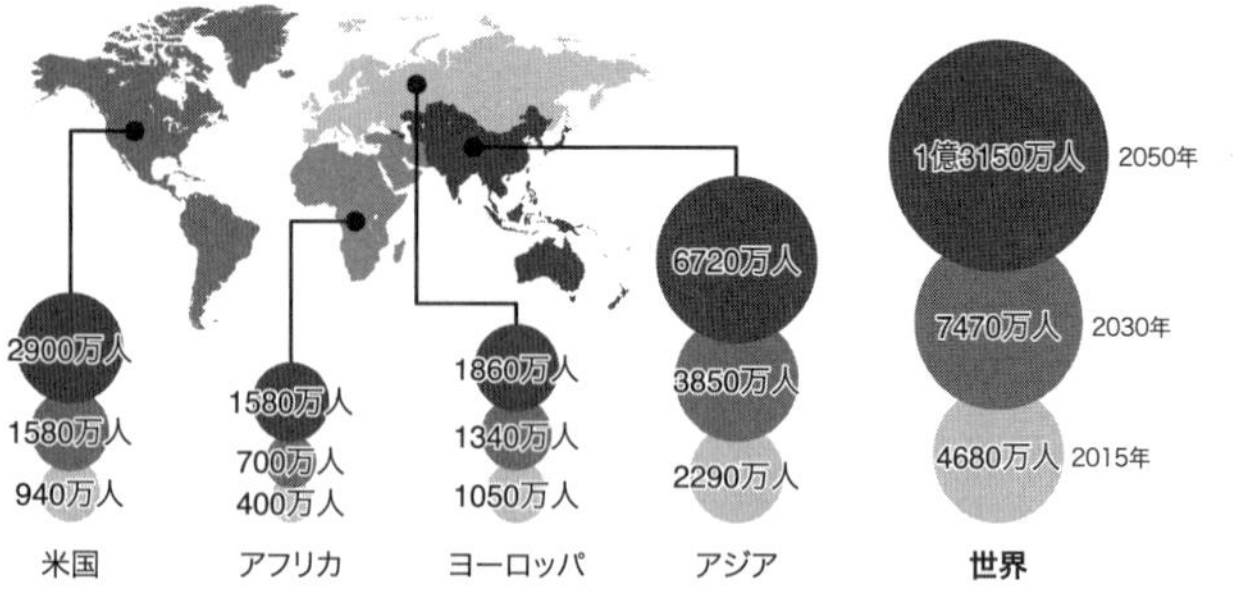

図2－1　世界の認知症患者数の予測。Bupa ホームページ（https://www.bupa.com/corporate/our-purpose/healthy-ageing-and-dementia/bupa-and-dementia）掲載の図を参考に作成。

高血圧や糖尿病などのいわゆるメタボリック症候群のコントロールを推奨し、野菜などからのビタミンの摂取、運動の重要性などを説いて回りました。その結果、一九八九～九四年に比し、二〇〇八～一一年の認知症の発症率がはじめて低下に転じたのです[1]（図2－2）。長年の取り組みの成果がようやく目に見える形で現れてきたと考えられています。また、喫煙や運動不足、高血圧などのリスク管理により、全世界で認知症患者が三〇〇万人減少するという試算[2]、さらに中年期の高血圧や肥満、老年期の喫煙、運動不足など九つの因子のコントロールにより、認知症の三割は予防可能とする報告もあります[3]。つまり、認知症はある程度予防可能であることが、二〇一〇年代の研究で明らかになってきました。音楽療法は、その有力な手段の一つになりうると期待されます。

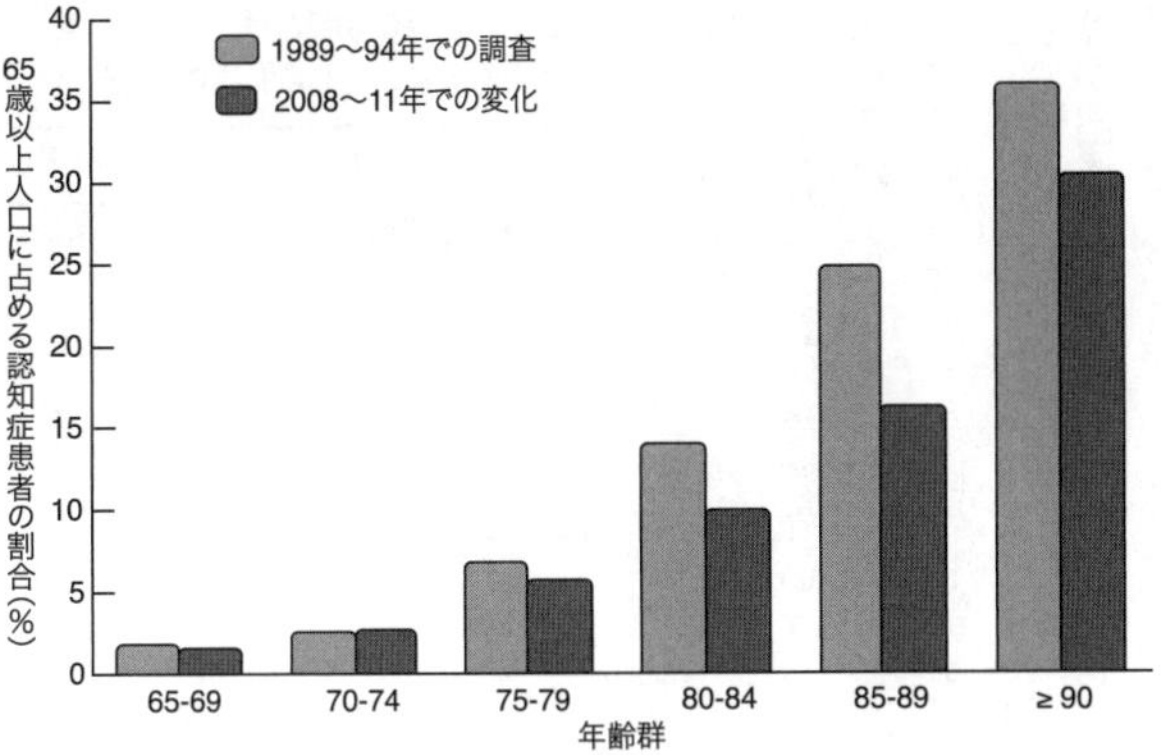

図2-2　英国では社会的取り組みにより認知症患者が減少。文献［1］を著者訳・改変

認知症の定義と症状

認知症とは、「後天的に獲得した知能が、脳の器質的障害によって持続的に低下した状態」と定義されます（『医学大辞典』南山堂）。後天的の反対語は先天的ですので、生まれながらの障害や発達障害は認知症には含まれません。器質的障害ということは、画像や剖検で形として確認できる異常があるということです。そして持続的とは、その状態が一時的、一過性ではないということです。つまり認知症とは、いったんは正常に発達を遂げた知能が、何らかの原因で脳が障害されたことにより、あるときを境に不可逆的に低下した状態です。

ここで注意すべきは、認知症の定義に〝もの忘れ〟という用語が出てこないことです。認知症と聞くと多くの人はもの忘れ

表2-1　認知症とは？
もの忘れ＋日常生活の障害

	もの忘れ	日常生活の障害
認知症	あり	あり
正常	あり	なし

を連想するでしょう。もの忘れが多くの認知症患者の主症状であることは確かですが、もの忘れはあくまで健忘症であり、認知症とは異なります。認知症というにはもの忘れだけでは不十分で、それにプラスαが加わったときにはじめて認知症ということになります。そのプラスαとは何でしょうか？　それは生活障害です。人や物の名前が出てこない、あれ・それなどの代名詞が増えたなどは、ほぼすべての高齢者にみられます。これらは正常な老化現象であり、認知症とはいいません。なぜならそのようなもの忘れは、その人の生活にたいした支障とならないからです。認知症というからには、もの忘れが原因でその人の生活に具体的な障害が生じている、あるいはその人の教育レベルや職歴、これまでのパフォーマンスから見て、現在のそれが単なる老化では説明できないくらいに低下していることが必要です（表2-1）。具体例をあげましょう。老化による人の名前が出てこないという症状で典型的なのは、テレビで見る俳優・女優の名前が出てこないというものです。どんなドラマに出ていてどういう役をしていて、どんな顔のつくりをしているかはわかっているのに、名前だけが出てきません。しかし、仮に俳優の名前がわからなくても、生活にはそれほど影響しません。同じく人の名前が出てこないという症状でも、同居している孫の名前が

出てこないとしたら、症状の意味するところはまったく異なってきます。家庭生活や社会生活に、明確な障害が生じてきます。このように生活障害の有無が、その人が認知症であるか否かを判定する大きな要因となります。

認知症の症状は、大きく中核症状とＢＰＳＤ（behavioral and psychological symptoms of dementia）に分けられます（図２－３）。中核症状とは、いわゆる認知機能障害のことで、もの忘れが代表です。認知症で生じる認知機能障害は、もの忘れ以外にもたくさんあり、〝手際〟や〝段取り〟の障害である実行機能障害は、もう一つの重要な中核症状です。ＢＰＳＤは、認知症患者の行動・心理上の症状のことで、前者には徘徊や暴力、暴言などが、後者には妄想や幻覚、感情障害などが含まれます。ＢＰＳＤは、以前は周辺症状といわれていましたが、中核症状と同等に（ときにはそれ以上に）患者の療養・介護の成否を決定すること、中核に対し周辺という言葉のために医師や介護者が

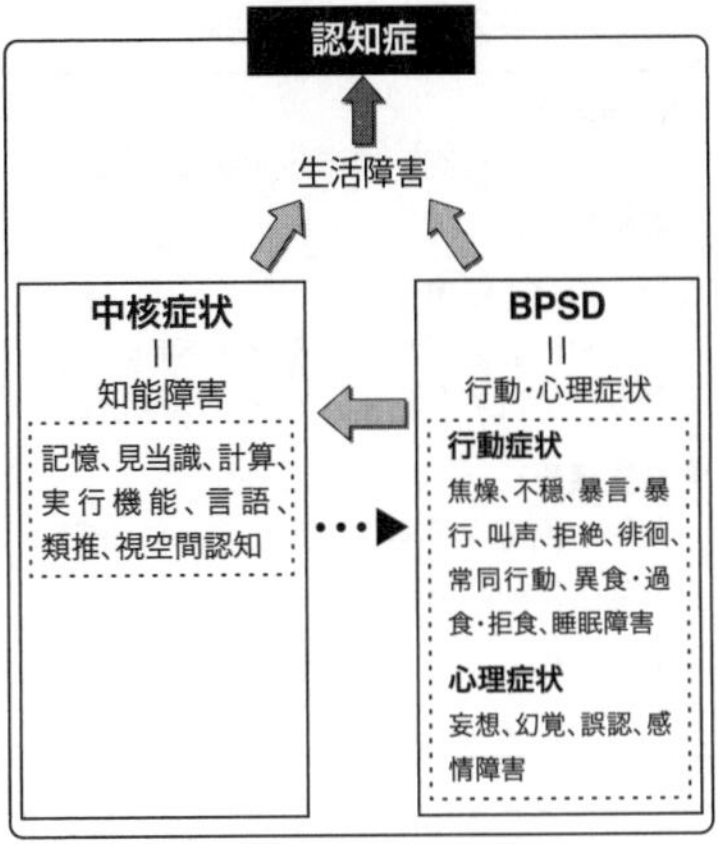

図２－３　認知症の症状。

表2-2　治る認知症

疾患分類	疾患
頭蓋内病変	慢性硬膜下血腫、正常圧水頭症、脳炎、神経梅毒
代謝・内分泌疾患	甲状腺機能低下症、心不全、呼吸不全、腎不全、電解質異常、ビタミン欠乏症
中毒性疾患	薬物（抗精神病薬、抗うつ薬、睡眠剤、抗コリン剤、抗てんかん薬など）
精神科疾患	うつ

〝たいしたことはないもの〟〝とるに足らないもの〟との間違った概念をもってしまう恐れのあることから、日本でもＢＰＳＤという英語がそのまま用いられるようになりました。

ＢＰＳＤは中核症状に影響を与えます。たとえば、興奮や妄想があると知的機能も混乱をきたします。一方、中核症状がＢＰＳＤに影響するかについては、結論は出ていません。認知症への治療や予防、対応というときには、中核症状とＢＰＳＤの両者が対象となります。

症候名としての認知症と〝治る認知症〟

強調しなければならないのは、認知症とは腹痛や頭痛と同様、症候を表す名称であり診断名ではないということです。「頭が痛い」と訴えてきた患者に「あなたの病名は頭痛です」という医師はいないように、認知症という症候の原因となった疾患が診断されてはじめて、患者は正しく評価されたことになります。腹痛の原因として胃潰瘍や胆石、膵《すい》臓癌などいろいろあるように、認知症の原因疾患もアルツハイマー病をはじめとしてピック病やレビー小体型認知症などいろいろあります。なかでも重要なのは、治療可能な認知症いわゆる〝治る認知症（treatable dementia）〟を見逃さないことです（表2－2）。不治の病であるアルツハイマー病に一見似ていても、きちんと調べてみると治療可能な原因が潜んでいることがまれにあります。治る認知症には、脳の病気のほかに、ホルモン異常や栄養障害、感染症さらには薬剤の副作用などが含まれます。もの忘れ外来で最初に行われるのは、これらの治る認知症の鑑別です。認知症が疑われたときは一度は専門医を受診し、治る認知症が潜んでいないかを調べてもらうことが推奨されます。

二　認知症の非薬物療法

非薬物療法の種類

認知症の薬物療法以外のものをまとめて、「非薬物療法（non-pharmaceutical therapy/nonpharmacological intervention）」といいます。非薬物療法は、中核症状やBPSDの改善だけでなく、認知症の発症予防にも効果があるといわれています。非薬物療法の長所には、次のようなものがあります。

・日常生活での活動がそのまま治療となりうる

表 2 - 3　非薬物療法の長所と短所

長所	短所
• 日常の活動がそのまま治療となりうる • 患者・介護者の社会生活の改善につながる • 医療職でなくても施行可能 • 安価に施行しうる	• 総じてエビデンスが低い • 方法論（具体的手法、頻度、1回あたりの時間など）が未確立 • 効果が施療者の技能に依存 • 副作用への関心が低い • ビジネスの手段として利用されていることがある • 価格や費用に基準がない

表 2 - 4　認知症の非薬物療法の種類と特徴

	内容	特徴
運動療法 physical exercise	有酸素運動、歩行	認知症の発症予防と進行抑制に対する有効性が確立。
認知刺激療法 cognitive stimulation	ゲーム、ドリル	ルールや手順を理解できる軽度の認知症が対象。楽しんでできる配慮が必要。
回想法 life review	写真などを利用し、楽しかった経験などを話してもらう	成功の追体験が患者の心理状態の安定にはたらく。
現実見当識訓練 reality orientation	日めくりカレンダーや時計を、目につくところに複数設置	重度の認知症で、現在と過去の区別が曖昧になっている患者では、かえって状態が悪化。
光療法 light therapy	日中 1000～2000 ルクス（コンビニ店内の明るさ）を確保	夜間消灯後の睡眠誘発を促進。
音楽療法 music therapy	活動的（歌唱、楽器演奏）と受動的（音楽鑑賞）を組み合わせて施行	BPSD の予防・治療に対する有効性が確立。
アロマセラピー aroma therapy	植物由来の揮発性油（エッセンシャルオイル）を拡散・塗布	多数の民間資格が存在。

・患者や介護者の社会生活の改善につながる
・医療職でなくとも施行可能で施設や自宅でも活用できる

欠点としては、エビデンスが総じて低い、方法論が確立していない、効果が施療者の技能に負っているところが大きい、ビジネスの手段として利用されているものがある、などがあげられます（表2－3）。

非薬物療法の種類を表2－4にまとめました。これらの中で、認知症への効果がエビデンスとして確立しているのは運動療法だけです。次項で示すように、運動、なかでも有酸素運動が認知症の発症や進行抑制に有効であることが、多くの研究で報告されています。そのほかの非薬物療法は、有効性を示す報告はあるものの、エビデンスとしてはいまだ確立していません。

勘違いをしないでほしいのは、決して運動療法以外が無効であるといっているのではないということです。現時点では運動療法の研究がもっとも充実しているということであり、今後研究が進めば、運動療法以外にもエビデンスとして確立してくるものが必ず出てくるでしょう。

運動療法の効果

認知症の発症予防に運動が有効であることを示した代表的な疫学研究に Honolulu

Asia Aging Study（HAAS）があります。[4] HAAS（ハースと呼ばれます）では、七一〜九三歳の認知機能が正常な日系ハワイ人男性二二五七名を四年間フォローし、認知症の発症率と運動との関係を調べました。その結果、四年間で一五八名が認知症を発症しました（一五・六名／年／一〇〇〇人）。運動との関連では、一日あたり〇・二五マイル（四〇〇メートル）未満しか歩いていない群は、それ以上の群と比べて、アルツハイマー病の危険度が二倍以上に増加しました。しかも、一日あたりの歩行距離が長くなるほど、認知機能低下への抑制効果が高かったのです。このことから、日常生活での運動の有無と量が、長期的に認知症の発症の有無に影響する可能性が示されました。同様の報告は、その後もたくさんなされています。

運動が脳に与える影響は、基礎的研究でも調べられています。一例をあげると、エリクソンらは、五五〜八〇歳の健常者一二〇名を有酸素運動群とストレッチ群の各六〇名にランダムに二分し、スタート時・半年後・一年後に認知機能検査と脳MRIを行い、脳の体積と認知機能の変化を調べました。[5] その結果、有酸素運動群では記憶をつかさどる海馬の体積が一年間で約二％増加したのに対し、ストレッチ群では逆に減少していました。そのほかの脳部位の体積はほぼ横ばいで、両群で差はありませんでした。海馬の体積に対する有酸素運動群の効果は、ストレッチ群での二年分の体積低下に相当しました。さらに有酸素運動群での空間性記憶の検査結果と海馬の体積変化率とを比べると、記憶検査の結果が改善していた人ほど海馬の体積も増加する傾向が見られました。エリクソンらはこれらの結果について、有酸素運動は海馬を「一〜二歳、若返らせた」と表現しています。注目すべきは、ストレッチでは効果が見られなかったことです。認知機能の維持・改善には有酸素運動が必要なのです。

ここまでに述べたのは、認知症の発症予防に対する運動の効果を調べた報告の例でしたが、認知症の進行抑制に対する運動療法の有効性を示した研究もあります。ハインらは、認知機能障害のある六五歳以上の高齢者を対象とする、ランダム化された三〇編の報告について、心身の機能についてのメタアナリシスを行いました。[6] メタアナリシスとは、複数の研究の結果を統合・分析し、より正確性の高い結果を導き出す手法です。その結果、運動は身体機能、認知機能、行動を改善しました。またマクドネルらは、認知症を含む神経疾患患者に対する有酸素運動の効果について行ったシステマティック・レビューの中で、運動が各種神経心理検査に及ぼす影響について述べています。その結果、知能検査の総得点、選択肢から答を選ぶ反応時間、日常生活での注意機能において、有意な改善を認めました。[7] 認知症患者に対する運動療法の有効性は複数の総説でも報告されています。[8]〜[10] 治療法として、その時点でもっとも有効性が確かなものから選択していくのは、当然のことです。したがって、もし患者や介護者から「薬以外に、どんなことをすればよいでしょうか？」と質問を受けた場合には、「心臓やほかの病気で運動を控えるようにいわれていない限りは、まずは運動をしましょう」というのが、現時点で医学的にもっとも正しい答えといえます。医学的・科学的に有効性がもっともよく証明されているものから患者に勧めることは、医療者として当然のことですから。

運動が認知機能を改善させるメカニズム

ではなぜ、運動をすると認知機能が良くなるのでしょうか？ そのメカニズムはまだわかっていませんが、現時点では次のように考えられています[11]（図2－4）。運動は、神経形成（neuroplastic）と神経防御（neuroprotective）にはたらきます。前者については、さまざまな神経作用因子の放出を促すとともに、脳血流の増加、血管造成の亢進、シナプスの産生の刺激などが含まれます。後者の神経防御については、局所での炎症を抑制し、アミロイドやタウといった異常タンパクの沈着を防ぎます。これらによって、脳の容積が増大し、あるいは直接的に認知機能が改善し、結果として認知症の予防・進行抑制に役立つと考えられます。このように運動によるいろいろな要因が合わさって効果を発揮しています。いろいろな要因というのは、言い換えるとまだ決定的な要因がわかっていないことを意味します。今後の研究が期待されます。

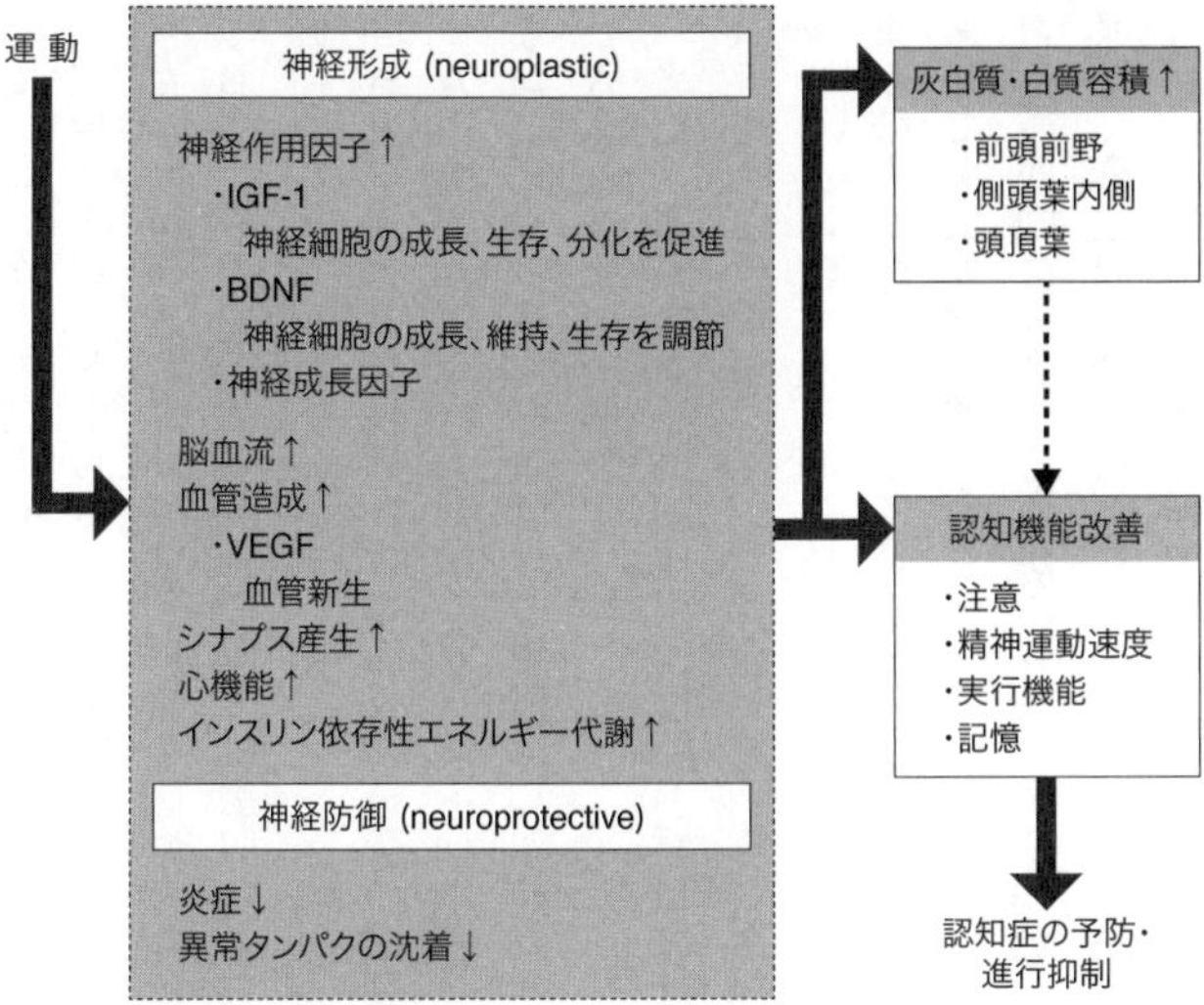

図2-4　運動が認知機能を改善するメカニズム[11]。BDNF：brain-derived neurotrophic factor、IGF：insulin-like growth factor、VEGF：vascular endothelial growth factor

非薬物療法の光と影

非薬物療法には、現代医学がともすれば置き去りにしてきた視点が多く盛り込まれています。患者の日常生活に基礎を置く活動、患者や介護者の「生活の質（QOL：quality of life）」への目配り、医療従事者以外の力の活用などです。これらは〝疾患をみて人をみない〟と批判される、極度に細分化・専門化された現代医療へのアンチテーゼともいえます。一方で、運動を除くとエビデンスが確立しておらず、方法論も定まっていないなどの欠点もあります。にもかかわらず、ある種の非薬物療法は商品として、半ばタレント化した〝有名医師〟のマスコミへの露出とともに、過度の有効性をうたって喧伝されています。通常の医療行為はすべて、国により保険点数が定められており、そこで決められた額以外は徴収することはできませんが、それらの商品には価格のしばりがないため、いかようにも設定可能です。たとえばただの水を、〝長期間きれいな言葉を投げかけた結果、分子の配列が整った美しい水〟として一リットル一万円で売り出すことも可能なのです。〝少しでもよくなりたい〟という患者の悲痛な願いにつけ込んだ金儲けの手段に、似非科学はなりかねないのです。序章で紹介したAさんはその一例です。

また、非薬物療法に副作用はないというのは間違いです。英国の著名なジャーナリストであるサイモン・シンが書いた『代替医療解剖』(新潮文庫)によると、広義のマッサージに含まれるある種の施療では、わかっているだけでも毎年世界で三〇〇名あまりの人が命を落としているとのことです。医療現場では、治療により一人が命を落としても大変な問題になり、原因や防止法などについてその病院はもちろん、学会なども徹底的に究明するのがふつうです。しかしシンによると、その施療団体は、これまでに死亡事故や合併症についてデータを集めたことも、それについて議論したこともないそうです。その理由は、データを集めて有害性が証明されたら自らの仕事ができなくなるから、というものです。

このように、非薬物療法は大きな可能性を秘めている一方で、患者に経済的さらには身体的にも損失を与えかねないような活動が看過されている可能性があります。後者を防ぐには手間と時間はかかりますが、質の高い研究を一つひとつ積み重ねて地道にエビデンスをつくっていくほかありません。一般の方々の科学に対する理解とセンスが試されています。

三　認知症に対する音楽療法

中核症状に有効性を示した音楽療法

現在、もっとも信頼できるEBMの情報インフラが「コクラン・ライブラリー」です（第1章28ページ参照）。二〇二二年七月末時点で同ライブラリーでは、認知症患者に対する音楽療法の効果がレビューされています[12]（表2-5）。それによると、認知症患者の行動障害、社会的障害、認知機能障害、情緒障害に対し音楽療法を用いたRCTという選択基準に二二編、計八九〇名が該当しました。検討の結果、うつや問題行動を改善することが示され、情動やQOL、不安にも有効であることが示唆されました。しかし、認知機能への効果は確認されませんでした。各報告の方法論の質は

表2-5　コクランライブラリーにおける認知症に対する音楽療法のレビュー

対象疾患・症候	報告数	解析対象症例数	結果	報告者	報告年
認知症	22	890	施設入所中の患者への4回以上のセッションにより、うつや全般的な問題行動を改善。情動やQOL、不安への有効性が示唆。興奮、焦燥、認知機能へは無効。	van der Steen, J.	2018

2022年7月31日現在

さまざまで、良質な研究の積み重ねが今後も必要と結論づけられています。

ヴァショニテとマディソンは、認知症患者に対する音楽療法の一九編の報告について、感情、行動、認知、生理面についてメタアナリシスを行いました[13]。その結果、視空間認知や言語機能に大きな効果がみられました。トンプソンらは、軽度から中等度のアルツハイマー病患者一六名と健常高齢者一六名にヴィヴァルディ作曲「四季」の〈冬〉を鳴らし、語想起の成績を音楽なしの状態と比較しました[14]。その結果、両群ともに音楽ありでの成績が有意に良好でした。アイリッシュらは、軽度アルツハイマー病患者一〇名とコントロール群一〇名について、同じくヴィヴァルディ「四季」の〈春〉をバックグラウンド・ミュージック（BGM）として鳴らした状態と、BGMなしの状態で認知機能について調べました[15]。その結果、アルツハイマー病患者群でのＢＧＭありの状態で、自伝的記憶が有意に改善し、不安の軽減も見られました。自伝的記憶とは「○歳で△△小学校に入学した」「□歳で長男が生まれた」など、人生のできごとについての記憶をいいます。また、シモンズ－スターンらは、アルツハイマー病患者一二名、健常高齢者一二名に対し、なじみのない曲の歌詞を画面に呈示し覚えてもらう課題を行いました[16]。その際、その歌を鳴らした状態と、歌詞の朗読を鳴らした状態とを設定し、成績を比較しました。結果として、健常者では両状態間で差はありませんでしたが、アルツハイマー病患者では歌を鳴らした状態の成績が有意に良好でした。

また、好きな音楽を一日六〇分・週五日、八週間聴いたところ、入所中の認知症患者の生活活動度（activity of daily living：ＡＤＬ）が改善し、認知機能が維持されたという報告もあります[17]。

以上のように、報告数は多くないですが、認知症の中核症状に対する音楽療法の有効性を示唆する報告がなされるようになり、近年ではシステマティック・レビューも出てきています。モレノ－モラーレスらは、認知症患者の認知機能、ＱＯＬ、うつに対する音楽療法の有効性について調べました。八編の論文についてメタアナリシスを行ったところ、認知機能とＱＯＬ、うつの長期予後に対し音楽療法が有効であることが示されました[18]。

エビデンスとしてほぼ確立したBPSDへの音楽療法

音楽は情動にはたらきかけることから、認知症に対する音楽療法ということこれまで、BPSDへの試みが数多く行われてきました。二〇一〇年代以降、その有効性を示すメタアナリシスが発表されるようになりました。その最初の報告が上田（Ueda）らによる二〇一三年の研究です[19]。上田さんは、私が東北大学で所属していた親講座の大学院生で、音楽療法士です。何度かディスカッションをしたことがありますが、大変聡明で優秀な方でした。彼女は、RCTもしくはよくコントロールされた音楽療法による認知症患者への介入研究二〇件（六五一名）について、システマティック・レビューとメタアナリシスを行いました。ほとんどの研究は、歌唱や楽器演奏、音楽鑑賞などを組み合わせて行われており、平均すると各セッションは三六分／日、二〜三回／週で一〇週間にわたり施行されていました。結果として音楽療法は、不安に対して中等度、行動異常に対し若干の効果があることが示されました。

また、マクデルモットらは、ナラティブ統合（narrative synthesis）という手法を用いて、認知症に対する音楽療法の効果をレビューしています[20]。システマティック・レビューは一般にRCTによる研究を対象としますが、音楽療法を始めとする心理社会的介入の研究デザインとしてRCTは、治療群とプラセボへの振り分けといった倫理面の観点から、必ずしも最適とは限りません。ナラティブ統合とは、RCTに基づいたメタアナリシスになじみにくい研究に対して行うシステマティック・レビューの一つで、具体的には言葉や文章で所見を説明しているような研究を対象とします。目的、対象、方法が明確に記述されているといった組み入れ基準を満たした一八件の論文（一五件は定量的評価を用いており、ＲＣＴが六件、ランダム化されていない比較試験が四件、前後比較が五件。三件は定量と定性的評価の混合）を検討の対象とした結果、ＢＰＳＤ、社会・人間関係の改善に音楽療法は有効でした。

さらに、さまざまな薬物・非薬物療法のＢＰＳＤに対する有効性をレビューしたところ、薬剤を含めて音楽療法がもっとも有効であったという報告もあります[21]。

前述のようにコクラン・ライブラリーでは、音楽療法は不安に対して有効性が示唆されるとの記載もあり、ＢＰＳＤに対する音楽療法の有効性については、エビデンスとしてほぼ確立しています。

イタリア老年心理学会は、二〇〇〇年から二〇一一年に発表された認知症に対する音楽療法をまとめたレビューで、臨床における五つの推薦事項をあげています[22]。

①音楽療法は個人セッションが成功しやすい

②ＢＰＳＤに対しては、標準的ケアに音楽療法を加えたものがもっとも有効

③中等度から重度の認知症患者には、患者の好みに合った音楽療法をテイラーメイ

ド で行う
④BGMとして好みの音楽を聴くことに有効性は認められていない
⑤エビデンスに根ざした実践を行う必要がある

多面的な取り組みとしての音楽療法

上記の音楽療法の多様な効果は、どこからきているのでしょうか？ 音楽療法にほかの療法にはない利点があるとすれば何でしょうか？ 私は、それは音楽療法のもつ多面的な要因によると考えています（図2-5）。

本章二節で、認知症に対する有効性がエビデンスとして現時点で確立しているのは、運動、なかでも有酸素運動だけであると書きました。活動的音楽療法で用いられる歌唱はまさに有酸素運動です。また、音楽療法では通常、いわゆる〝懐メロ〟が用いられます。これらは、単に現在認知症を患う世代の方々が若い頃に流行っていた音楽というだけでなく、その患者が家庭でも社会でももっとも輝いていたであろう時代に唄い耳にした音楽です。これは回想法の一種ということができます。つまり、そういった歌を唄うことにより、患者は若かりしとき、その曲を唄った頃の出来事を思い出し、そのときの気持ちを追体験しているのです。このことは、自伝的記憶の再固定や心の安定にも役立ちます。

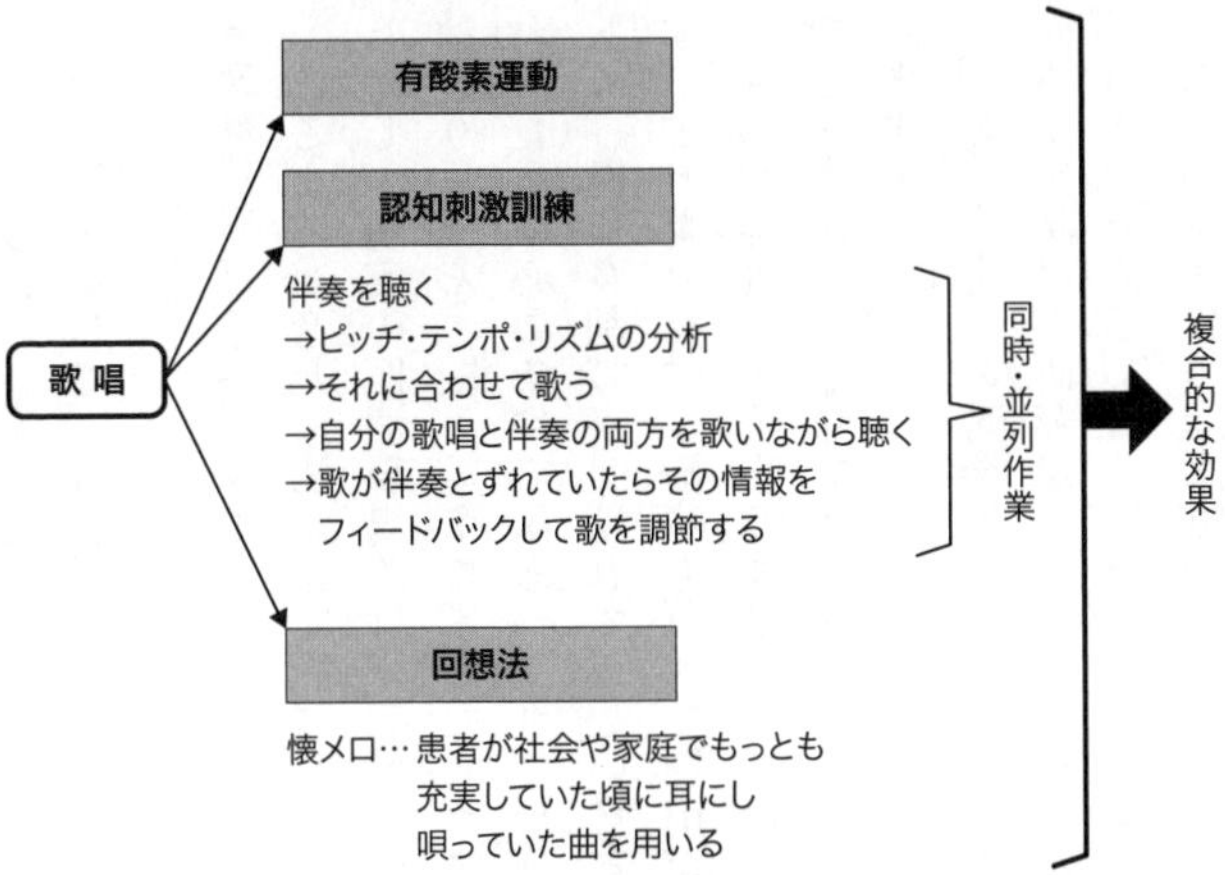

図2-5　歌唱がもつ多面的なはたらき[23]。

さらに、歌唱の際には歌詞を見て、伴奏の音楽を聴いてそれに合わせて唄い、唄いながら歌唱と伴奏とが合っているかを判断し、ずれている場合には即座に歌唱を調節するという作業を同時並列的に行っています。これは、非常に複雑な認知的な作業です。つまり、歌唱は認知刺激訓練の一つとしても働いている可能性があります。そして何より音楽療法は、患者にとって敷居の低い、取り組みやすい課題です。どれだけ効果のある課題でも、患者にとってストレスになったり、ましてや尊厳を傷つけるようなものだと、継続することができません。その点で音楽療法は、患者が訓練と感じることなく楽しんで参加することができ、結果として継続性にも優れています。

このように、音楽のもつ多様性や取り組みやすさが、認知症患者への音楽療法の効果の基礎をなしていると考えられます。

音楽療法のコストパフォーマンス

ここまで、音楽療法が認知症に対し有効性が期待できることをお話ししてきました。しかし、現実の医療現場では、有効というだけでは治療法として取り入れられることはありません。図1-7で示したように、エビデンスは治療が医療現場で受け入れられるための必要条件ではあっても、十分条件ではないのです。とくに、経済状況が厳しく、医療費削減が叫ばれて久しい日本において、経済性は避けては通れない問題です。どれだけ有効な治療も莫大な費用がかかるとなれば、少なくとも日本では広く流布する可能性はまずありません。では、音楽療法のコストパフォーマンスはどうなのでしょうか？　地味でありながらも非常に重要なこの問題を調べた研究がいくつかあります。

認知症患者への音楽療法の効果を報告した先行研究について、費用がどれくらいかかるかを調べた研究があります。対象となった先行研究では、施設入所中の認知症患者四九名を各三〜四名の一二個のグループに分け、週二回・一回三〇分・六週間の計一二セッションの音楽療法を行いました[24]。通常の日常活動をしているコントロール群五一名と比較したところ、興奮が有意に改善し、効果はセッション終了後少なくとも五〇日間持続していました。ベッレーリはこの研究で行われた音楽療法の費用を試算しました。[25] イタリアでの音楽療法は、一回の費用がおおよそ二五ユーロとされています。仮に一ユーロを一二〇円とすると、三〇〇〇円になります。全一二グループについてそれぞれ一二回のセッションを行ったことから、費用の総額は三六〇〇ユーロ（四三万二〇〇〇円）となり、患者一人あたり七四ユーロ（八八八〇円）です。これを効果が見られた期間の五〇日で割ると、患者一人あたりの一日の費用は一・四ユーロ（一六八円）になります。一方、イタリアの介護施設の費用は一人あたり一日七〇～一〇〇ユーロ（八四〇〇～一万二〇〇〇円）であり、音楽療法に要する費用は日々の介護費用の約七〇分の一で済むことになります。この一六八円という金額は、BPSDの治療に用いられるオランザピンという薬の最小容量である二・五ミリグラムの錠剤一粒と同等です。実際の診療ではBPSDに対しオランザピンの錠剤一粒だけで効果を発揮することはまず困難です。つまり、音楽療法はコストパフォーマンス的にも十分成り立つということを、この研究は示しています。

さらに直接的に音楽療法のコストパフォーマンスを調べた研究が報告されました。リビングストンらは、認知症患者のBPSDの興奮に対しての非薬物療法について、有効性と費用のシステマティック・レビューを行いました。[26] まず、三か月間の医療・

介護費用を計算すると、興奮のない患者は七〇〇〇ポンド（一〇五万円）だったのに対し、重度の興奮のある患者は倍以上の一万五〇〇〇ポンド（二二五万円）にものぼり、興奮のコントロールが医療費削減の点からも重要であることが示されました。非薬物療法の効果についての彼らの研究では、介護者のコミュニケーションスキルの上達などの環境整備、グループ活動、そして音楽療法が有効でした。反対にアロマセラピーや光療法は無効でした。さらに、認知症患者の興奮を調べる検査であるCohen-Mansfield Agitation Inventory（ＣＭＡＩ）を用いた一一の研究について、同検査の値を一下げる（改善させる）のに必要な費用を計算しました。その結果、音楽療法は四ポンド（六〇〇円）で、グループ活動の一六二〜三四八〇ポンド（二万四三〇〇〜五二万二〇〇〇円）、コミュニケーションスキル向上のための講習六〜六二ポンド（九〇〇〜九三〇〇円）に比べて格段に安価でした。このように音楽療法は、ほかの非薬物療法よりも少ない費用で効果が見られることが示されています。

このことから音楽療法は、薬物やほかの非薬物療法と比べてコストパフォーマンス的に十分成り立つことがわかります。根本治療薬が現場で広く使われるに至っていない現在、音楽療法を現場でさらに活用することにより、認知症患者のケアやＱＯＬの向上をはかれると期待されます。

原因疾患によってやるべき音楽療法の内容が異なる？

認知症の原因疾患はさまざまです。前述のように、もっとも多いのはアルツハイマー病で、認知症の約五～六割を占めます。二番目に多いのは血管性認知症で約二割ですが、そのさらに半数を皮質下血管性認知症が占めます。〝皮質〟とは大脳皮質の略で、神経細胞が並んでいる、脳の表面の厚さ数ミリの層のことです。〝皮質下〟とはその下のことで、四方八方に張り巡らされた軸索から成り立っています。大脳皮質がおもに障害されて生じる認知症のことを皮質性認知症、皮質下の軸索線維の障害により生じた認知症を皮質下性認知症といい、それぞれアルツハイマー病と皮質下血管性認知症が代表疾患です。

大脳の皮質が障害されるか、皮質下の軸索線維が障害されるかで、おのずと症状は異なってきます。わかりやすく大脳を円に例え、皮質が二重線によるリング、その内側が皮質下としましょう（図2－6）。今、ある刺激が右下の大脳皮質に入力され、そこで何らかの情報処理が加えられ、点線で示した軸索を通って反対側の皮質に到達し、さらにそこで処理されて反応がアウトプットされると仮定しましょう。皮質が障害されると、神経細胞の本体がやられてしまいます。すると患者は、インプットされた情報をうまく処理できません。そのため患者の反応としては「わからない」「できない」ということになります。しかし、軸索自体は保たれているので、反応時間は正常と変

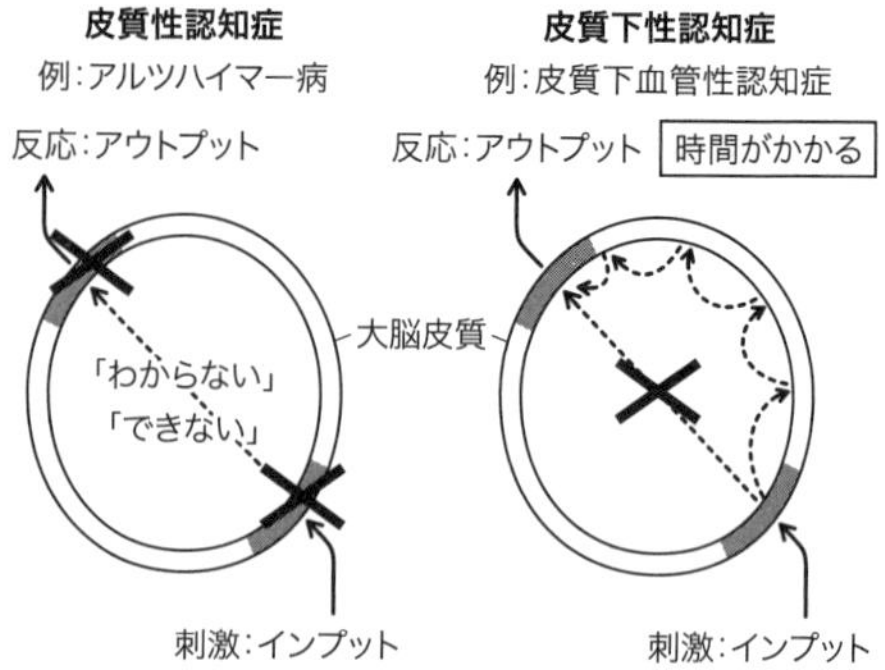

図2－6　皮質性認知症と皮質下性認知症の模式図。

わりません。一方、皮質下の障害では、皮質は保たれているため、右下の皮質にインプットされた刺激の情報処理はできます。通常ならそれを軸索で一直線に左上の皮質にまで届けるのが、皮質下性認知症ではそれができません。すると脳は、バイパスを通って目的とする皮質の領域にまで情報を届けようとします。図2－6では、右下の皮質から点線の矢印で何箇所も皮質を経て、ようやく左上の皮質に到達します。すると、皮質は保たれているので、届いた情報を処理することはできますが、あちこちバイパスを経たぶん、時間がかかります。つまり、患者の症状としては、頭の回転が遅いということになります。

私がもの忘れ外来で診察するときでも、皮質性／皮質下性認知症の患者は異なった反応を示します。たとえばアルツハイマー病の患者に「15＋17っていくつですか？」と質問すると、「先生、この歳になったら計算なんかしませんわ」などという当意即妙の答えが返ってきます。三一方で、皮質下性認知症の患者に同じ質問をすると、俯いてじっと考えています。三〇秒近く経って、私がしびれを切らせて次の質問に移ろうとすると、ぼそっと「三二です」とお答えになられます。つまり、患者の脳内では、「15＋17＝」という計算があちこち巡って、目的とする皮質にまで到達してすべての処理を受けるのに三〇秒要したということです。このように、皮質性／皮質下性認知症という分類は、病理学的な障害部位に根ざした分類であるにも関わらず、ある程度患者の症状を反映しているため、臨床場面で頻用されます。

上記を踏まえて考えると、リハビリを行う際、「わからない」「できない」という症状に対する訓練と、「できるが時間がかかる」という症状に対する訓練とでは、おのずと方法が異なってくるはずです。音楽療法も例外ではありません。そこで私たちのグループは、アルツハイマー病と皮質下血管性認知症の患者に対し、それぞれに適した音楽療法の内容を設定し効果を調べました。この研究は、私の講座の大学院生の福田真理さんが修士研究として行いました[27]。福田さんは、武庫川女子大学卒の音楽療法士で、とても優秀かつ熱心な才媛でした。彼女は、アルツハイマー病（ＡＤ）と皮質下血管性認知症（ＳＩＶＤ）患者に対し、それぞれの疾患に対応させた音楽療法を行い、疾患（ＡＤ群／ＳＩＶＤ群）、セッションの内容（ＡＤ用／ＳＩＶＤ用）、疾患とセッション内容との組み合わせ（一致／不一致）別に、認知機能とＢＰＳＤの変化について調べました。ＡＤに対しては記憶、ＳＩＶＤに対しては実行機能（手際や段取りのこと）や精神運動速度（頭の回転の速さ）の改善を意図した音楽療法の内容を設定し、週一回・四〇分、三か月間の個人セッションを行いました。その結果、ＳＩＶＤ用の音楽療法を用いた群で、精神運動速度を反映するレーブン色彩マトリシス検査の施行時間が有意に短縮していました。すなわち、意図したとおりの効果が得られたことになります。患者を対象としたことから、検査の不成立や脱落もあり、解析の対象者数が少ない（一〇名）のが残念ですが、この研究は目的に応じた音楽療法の内容を施療者は選択する必要があることを示しています。

認知症に対する音楽療法の可能性と課題

認知症に対する音楽療法について、現時点での長所と短所をまとめたのが表２‐６です。音楽療法は、ＢＰＳＤへの有効性がエビデンスとしてほぼ確立しています。患者にとって参加への抵抗感が少なく、楽しみながら訓練を継続できます。もともとインテリジェンスの高い患者が、小学校低学年で用いられるような計算ドリルをするようにいわれ尊厳を傷つけられたり、家族がその様子を見て涙ぐんだりという光景を幾度となく見てきました。音楽療法はその点、参加者に訓練と認識させることなく活動

表2-6　認知症に対する音楽療法のまとめ

長所	短所
• BPSDに有効（とくに興奮、不安に対し） • アクセスがよい（敷居が低い） • 訓練と意識させることなく施行可能（持続性に優れている） • 合唱や合奏を通して社会性、非言語的コミュニケーション力を養う • 経済性に優れている • 複数の療法を同時に行える（有酸素運動＋回想法＋認知刺激訓練）	• 中核症状へのエビデンスは不十分 • 方法論が決まっていない（10人の療法士＝10とおりの療法） • 適応、評価法、副作用、禁忌などが未検討 • 療法士の医学的知識の不足 • 効果が療法士の個人的技能に依存している部分が大きい

を行えます。また、音楽療法ではほかの参加者と合唱や合奏をしたり、療法士の伴奏で唄ったりすることがよくあります。これにより、非言語的コミュニケーションの能力や社会性を養うのに役立つと思われます。音楽療法がコストパフォーマンスに優れていること、さまざまな非薬物療法の要素を包含していることは、前述したとおりです。

欠点としては、中核症状へのエビデンスが不十分なことがあげられます。また、方法論が定まっておらず、一〇人の療法士がいれば一〇とおりの方法があるといわれています。したがって効果は音楽療法士の個人的技能に負うところが多く、名人芸、アートに帰属してしまいます。これだと治療になりません。どういう症状・疾患にどのような方法を用いるべきか、逆にどのような曲は用いるべきでないのか、副作用はどのようなものが起こり得て、それを早期に見つけるにはどのような点に注意していればよいのかなど、用いる方法と結果に関する基本的なことがらに、これまであまり注意が向けられてきませんでした。

その背景にあるのは、音楽療法士の医学的知識の絶対的な不足です。音楽療法士はおもに音楽大学に養成コースがあるため、どうしても医学的・科学的な思考・アプローチについてのトレーニングが手薄になりがちです。認知症といっても、アルツハイマー病、血管性認知症、レビー小体型認知症、ピック病など、それぞれの病気により特徴は異なります。早期から侵される能力・末期まで保たれる能力が、それぞれ異なるのです。そうであるならば当然、療法の目的も取る手段も変わってくるはずです。しかしこれまでの研究のほとんどは、疾患の違いについては顧みられていません。

音楽療法には越えなければならないさまざまな課題があります。しかし、認知症の医療と介護の現場で、今よりもずっと大きな貢献ができることは確かです。一人一人の音楽療法士の自覚と、質の高い研究の積み重ねが待たれます。

四　御浜・紀宝プロジェクト

○○しながら運動すると……

前述のように、認知症に対する運動療法の有効性はエビデンスが確立しています。

では、運動とほかの非薬物療法を組み合わせると、さらに効果が高まるのではと期待されます。この疑問について調べた報告がいくつかあります。[28]〜[31] いずれも運動療法と認知刺激療法を組み合わせたもので、歩いたり体操をしながら計算などの認知課題を行うと有効性が増すと報告しています。わが国でも国立長寿医療研究センターが、運動と認知課題を組み合わせた訓練を「コグニサイズ」と称して推奨し、MCIから認知症への進行を抑止したと報告しています。ただしこの研究は、コグニサイズを用いた群とコントロール群との比較であり、運動のみ群との比較はなされておらず、厳密にいうと運動と認知課題を組み合わせたがゆえの効果なのか、運動そのものによる効果なのか、明らかになってはいません。

音楽体操による高齢者の認知機能への効果：御浜・紀宝プロジェクト

運動療法と認知刺激療法の組み合わせで効果が増大するならば、運動療法と音楽療法を組み合わせても運動療法だけのときよりも認知機能への改善効果が高まるのではないでしょうか？　私は、三重大学、三重県御浜《みはま》町・紀宝《きほう》町、ヤマハ音楽研究所との産官学の共同研究で、地域在住健常高齢者の認知機能の維持・改善を目的として、音楽体操を用いた非薬物的介入である「御浜・紀宝プロジェクト」を行いました（図2－7）。二〇一〇年に始まった同プロジェクトは、十数年を経た現在も続いており、その結果は五編の医学論文として国際誌に掲載されています。地域在住の健常高齢者を対象に音楽体操を施行したパート1とその画像解析であるスキャンプロジェクト・パート1、軽度から中等度の認知症患者への音楽体操の効果を調べたパート2と、同じくその画像解析、さらにはパート1の対象者の五年間という長期間での認知機能の変化を調べたフォローアップ・プロジェクトから成り立っています。重度の認知症患者

●健常高齢者

御浜・紀宝プロジェクト・パート1
〃　スキャンプロジェクト・パート1

(Satoh, *PLos One*, 2014;
Tabei, *Front. Aging Neurosci.*, 2017)

●軽度〜中等度認知症

御浜・紀宝プロジェクト・パート2
〃　スキャンプロジェクト・パート2

(Satoh, *JAD*, 2017;
Tabei, *Front. Aging Neurosci.*, 2017)

●健常高齢者の5年間フォロー

御浜・紀宝フォローアップ・プロジェクト
〃　スキャンプロジェクト

(Satoh, *JAD*, 2020)

●重度認知症

御浜・紀宝プロジェクト・パート3
〃　スキャンプロジェクト・パート3

(現在進行中)

●オンライン音楽体操

御浜・紀宝オンライン・プロジェクト

(現在進行中)

図2－7　御浜・紀宝プロジェクト（広義）。

に対するパート3、オンラインで行うオンライン・プロジェクト（仮称）は現在進行中です。以下、それぞれの研究について紹介します。

音楽伴奏は健常高齢者の認知機能を高める：パート1

まず最初は、地域在住の健常高齢者を対象に、音楽伴奏の付いた体操の認知機能への効果を調べたパート1です。この結果は二〇一四年に医学国際誌の *PLoS One* に掲載されました。[32][33] ここでは掲載後さらに被験者を増やした結果を紹介します。

舞台となった三重県御浜町・紀宝町はともに、紀伊半島の南端に位置する小さな町。人口減少、高齢化、医療過疎に悩み、高齢化率は三七％で、地区によっては五〇％を超えるところもあります。いわば〝二〇年後の日本を先取りしている地域〟で、これらの町で成功した事業は日本の他地域でも役立つ、反対に失敗した事業は他地域では反面教師として行わないでおく、という意味で注目されています。対象は、両町に在住の健常高齢者二〇二名。運動教室への参加を希望した一六三名を二群（音楽体操群八三名、体操群八〇名）に分け、プロのインストラクターの指導のもと、週一回、一時間の運動を一年間行いました（図2-8）。音楽体操群にはヤマハが開発した音楽伴奏のついた運動である「健康と音楽」のコンテンツを（表2-7）、体操群には運動の内容は音楽体操群と同一ですが音楽の代わりに太鼓で拍だけをつけた運動を用いま

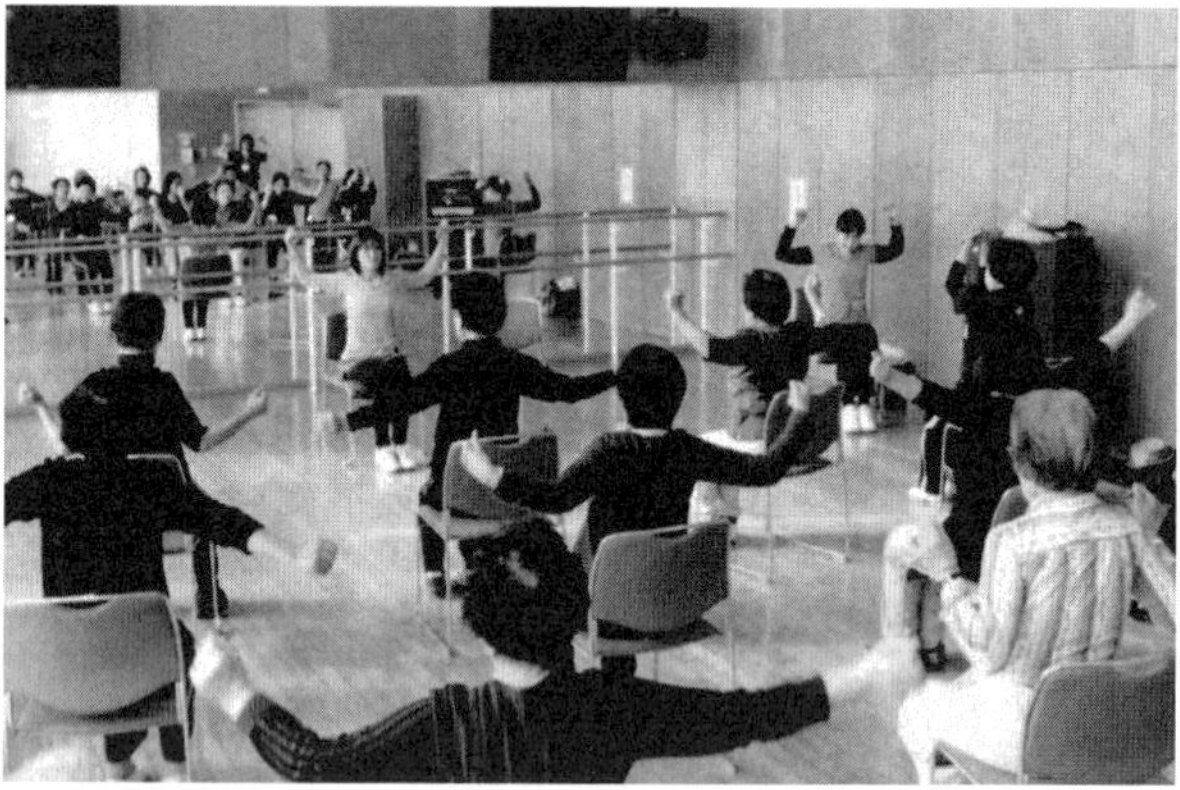

図2-8　ある日のセッション風景。『広報きほう』、平成24年1月号より。

表2-7　ある日の音楽体操のセッション内容

項目	時間（分）	内容
ウォーミングアップ	3	準備体操
リズムウォーク	10	歩く運動を基本とした有酸素運動
リズムエクササイズ	5	リズム打ち → 反射能力
筋力トレーニング	8	自分の体重を用いた腰肢帯筋のトレーニング
ストレッチ	5	腰肢帯筋の伸長、関節柔軟性アップ
呼吸と声のトレーニング	10	音楽に合わせて肺機能、表情筋アップ
リズムステップ	5	音楽に合わせてダンスステップ
歌唱	10	歌唱
クールダウン	2	リラクゼーション

した（「1・2・3・4…」の代用）。なお「健康と音楽」は二〇〇〇年代初頭にヤマハが開発した高齢者向けの体操で、スポーツの専門家が設定した運動にヤマハが適切な音楽伴奏をつけたものです。講師は特別なトレーニングを積んだヤマハの音楽教師が務め、これまでに一万人近く、現在も約三〇〇〇人のお年寄りが受講されています。

音楽体操群と体操群への介入期間の前後に神経心理検査を行い、認知機能の変化についてそれぞれ検討しました。脳検査群として、一年間隔で脳ドック検査を二回行う三九名を別途募集しました。用いた神経心理検査は以下のとおりです（各検査の概要は、巻末の「略語・用語集」を参照）。

- 知能検査であるミニ・メンタルステート・イグザミネーション（MMSE）とレーブン色彩マトリシス検査（RCPM）
- 論理的記憶の即時／遅延再生（LM-I/-II）
- 前頭葉機能である語想起（動物名、語頭音）と Trail-Making Test（TMT）-A/B
- 視空間認知を調べる立方体模写

音楽体操群、体操群、脳検査群の一年間での認知機能の変化について、統計学的に検討しました。さらに、一年間の前後で脳MRIを施行し、脳容積の変化について

voxel-based morphometry（ＶＢＭ）を用いて調べました。ＶＢＭは、脳ＭＲＩで得られた画像データをコンピュータで解析して、脳容積の変化を見る方法です。

一年間での脱落者を除く音楽体操群五四名、体操群六五名、脳検査群三五名を評価の対象としました。スタート時点での年齢、教育歴、生活活動強度、介入前ＭＭＳＥに三群間で差はありませんでした。神経心理検査の一年間の変化量について三群間での解析を行ったところ、視空間認知を反映した立方体模写に有意差が見られました（$p=0.047$）。続く二群間での比較では、コントロール群に比べて音楽体操群で改善傾向が見られました（$p=0.072$）。各群内での前後比較では、音楽体操群と体操群ともに記憶検査（LM-I/-II）、視空間認知、語想起、肺活量が改善していましたが、知能検査のＭＭＳＥは音楽体操群でのみ有意な改善が見られました（図２‐９）。以上より、音楽体操は、高齢者の認知機能をより改善することが明らかになりました。これは、音楽伴奏がつくことにより、運動の認知機能維持・改善の効果がより高まったということです。

さらにＶＢＭを用いて、一年間での脳容積の変化について解析しました。口絵②はそれぞれ左右大脳半球を外側から見た図です。色がついている部分は、スタート時に比べ一年後に脳容積が有意に大きい箇所で、赤から黄色になるほどその程度が強いことを表しています。脳検査群では、色はどこにもついていません。これは、一年間で

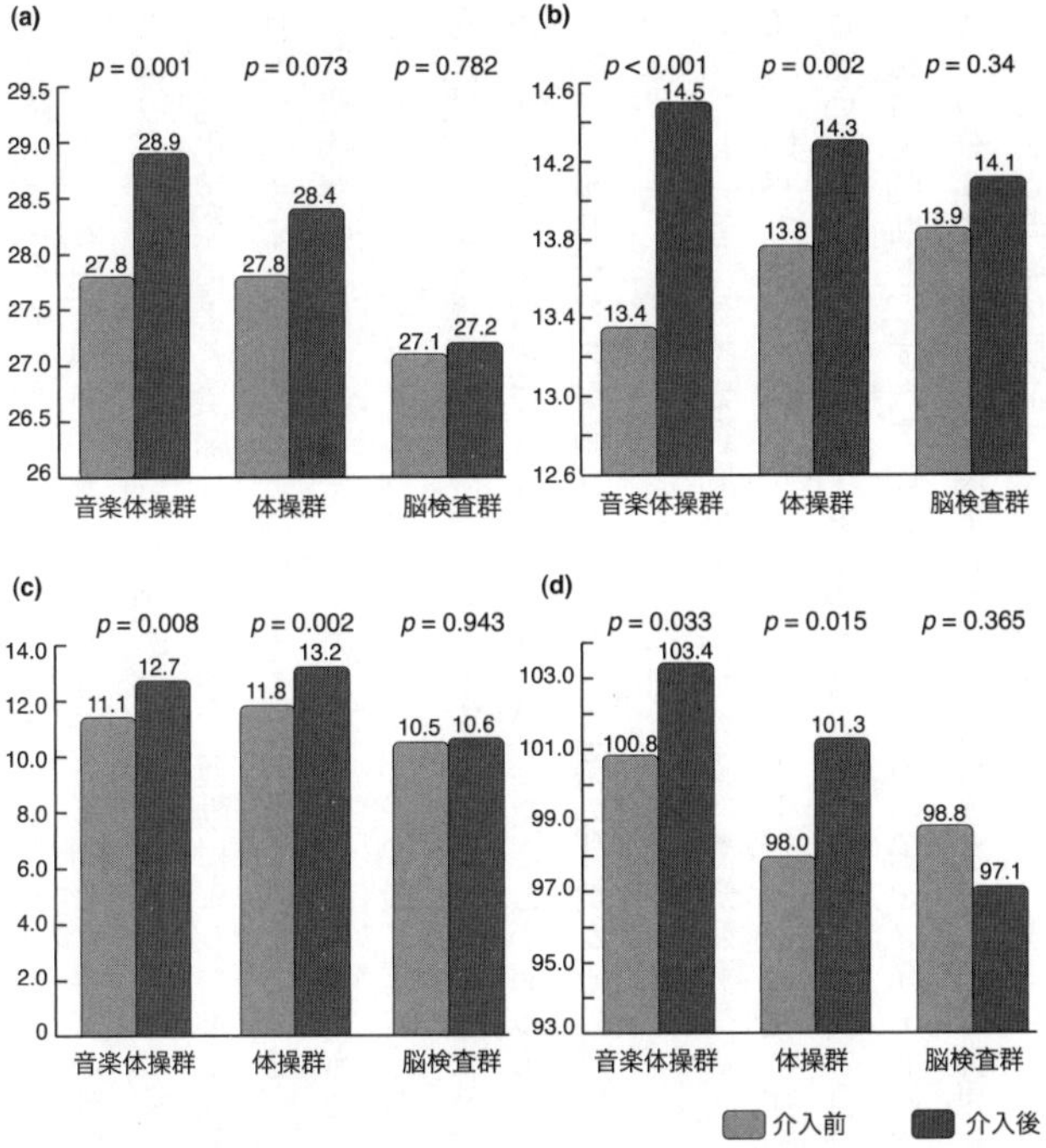

図2-9　介入期間前後での変化。(a) MMSE 得点：音楽体操群のみ有意に向上、(b) 視空間認知の検査得点、(c) 記憶検査 (LM - I)：音楽体操群と体操群で有意に向上、(d) 肺活量 (%VC)：音楽体操群と体操群で有意に向上。p 値：有意確率。0.5 未満のときに科学的に意味のある (＝偶然ではない) 変化とみなされる。

加齢にともない脳萎縮が進行したことを示しています。音楽体操群、体操群ともに色のついている箇所があります。これは、一年間で脳容積が維持・増加したことを示しており、とくに音楽体操群の前頭葉でその程度が大きいです。すなわち、何もしなければ老化現象により萎縮していく脳が、運動によりおもに前頭葉で萎縮を免れ、音楽伴奏がつくことによりその程度がさらに促進されたことを、この結果は示しています。

音楽伴奏のこれらの効果は、どのようなメカニズムでもたらされたのでしょうか？その機序として三つ考えられます。第一に、音楽が運動そのもののもつ効果を高めた可能性。ラジオ体操やフィギュアスケートの例でわかるように、適切な音楽がつくと運動がしやすくなることは、誰もが経験したことがあるでしょう。運動の認知機能への効果はエビデンスが確立しており、音楽の伴奏がその効果をより高めた可能性があります。

第二は、音楽体操が運動療法だけでなく、認知刺激療法としてもはたらいた可能性です。61ページでも述べたように（図2-5参照）、音楽に運動を合わせるとき、ひとは聴いた音楽を分析してテンポやリズムを把握し、それと自分の運動が合っているかを照合・判断し、ずれている場合は照合の結果をフィードバックして運動を調節するという作業を、運動と同時並行で行っています。これは非常に複雑な認知作業であり、このことが音楽体操群で認知機能がより改善した理由かもしれません。

第三に、音楽体操群での改善効果は視空間認知にもっとも顕著に見られました。運動は、体性感覚やボディイメージなどの頭頂葉機能と関係します。また、音楽の受容に頭頂葉が関与するという報告もこれまでに数多くなされています[34]〜[41]。一方、視空間認知を担うのは頭頂葉です。つまり、音楽を聴くことにより頭頂葉が刺激され、結果として頭頂葉が関与する視空間認知にもっとも大きな効果が得られたのではないかと考えられます。

これらのいずれが正しいのか、あるいはこれら以外に別の機序が存在するのかについては今後の研究を待たねばなりません。しかし「御浜・紀宝プロジェクト」の結果は、これまでの「運動は頭と体によい」という知見に加え、「音楽がついた運動はさらに脳によい」ということを明らかにしました。

音楽体操の認知症患者への効果：パート2

パート1では健常高齢者を対象に音楽体操の有効性を示しました。同様の取り組みを認知症患者を対象に行ったのがパート2です[42][43]。ＭＭＳＥが一六〜二六点の軽度から中等度の認知症患者四三名を対象に音楽体操を半年間行い、いわゆる脳トレを行った四二名と認知機能の変化を比べました。認知症患者を対象とすると、パート1よりも平均年齢が一〇歳近くアップし、理解力の低下もみられるため、運動強度を弱くし指示内容もわかりやすくした音楽体操を新たに作成しました。週一回・四〇分の介入を半年間行ったところ、音楽体操群ではＲＣＰＭの施行時間、脳トレ群ではＬＭ－Ｉ、両群で視空間認知が有意に改善していました（図２－10ａ）。さらに、日常生活動作を評価する functional independence measure（ＦＩＭ）を用いて、どれくらい独力で生活を営むことができているかを調べました。ＦＩＭは点数が高いほど良好であることを示しています。その結果、脳トレ群では半年間でＦＩＭの総得点が低下していたのに対し、音楽体操群では保たれていました（図２－10ｂ）。また、この間の脳容積の変化をＶＢＭで調べました（口絵③）。この図は、音楽体操群と脳トレ群のそれぞれのスタート時において、介入により改善した群が、改善の見られなかった群に比べて、脳容積の大きい部分に色がついています。音楽体操群では前頭葉内側面、脳トレ群では同外側面の大きかった被験者が、それぞれの訓練により効果がみられました。このことは、脳の障害の部位や逆に保たれている部位によって、用いるべき介入方法が異なる可能性を示唆しています。

音楽体操の長期効果：フォローアップ・プロジェクト

パート１の予定の一年間の教室が終わろうとしていたとき、参加者のみなさんから「ぜひ続けたい」とのたくさんの希望をいただきました。両町とヤマハ音楽振興会と

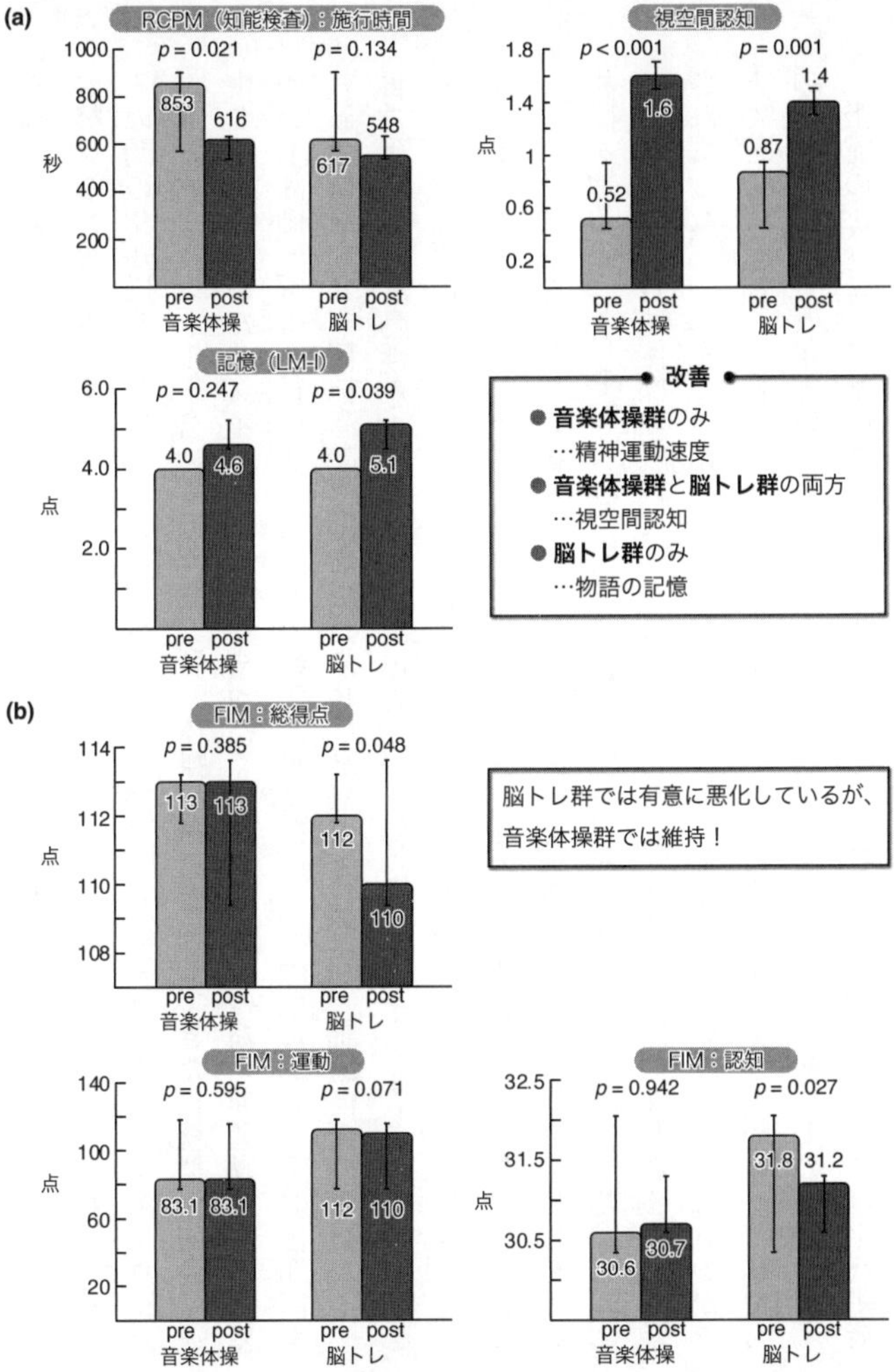

(a)
RCPM（知能検査）：施行時間
p = 0.021
p = 0.134
秒
853
616
617
548
pre post
音楽体操
脳トレ
視空間認知
p < 0.001
p = 0.001
点
0.52
1.6
0.87
1.4
記憶（LM-I）
p = 0.247
p = 0.039
4.0
4.6
4.0
5.1
改善
音楽体操群のみ
…精神運動速度
音楽体操群と脳トレ群の両方
…視空間認知
脳トレ群のみ
…物語の記憶
(b)
FIM：総得点
p = 0.385
p = 0.048
113
113
112
110
脳トレ群では有意に悪化しているが、
音楽体操群では維持！
FIM：運動
p = 0.595
p = 0.071
83.1
83.1
112
110
FIM：認知
p = 0.942
p = 0.027
30.6
30.7
31.8
31.2

図 2-10　介入前後での群内比較。

の協力により、半分は住民の自己運営組織として継続することになりました。一〇年が経過した現在も、両町合わせて八十数名が参加しています。五年が経過したときに、その間の認知機能の変化を改めて調べてみました。それがフォローアップ・プロジェクトです。[44] パート1を含めて五年間、音楽体操教室に参加してきた継続群五四名、途中で参加をやめたリタイア群三三名、まったく参加したことのない非運動群二一名について評価・解析を行いました。その結果、継続群は非運動群に比し、全般性知能を表わすMMSE、精神運動速度を表わすRCPMの施行時間、記憶検査のLM－I、日常生活での活動性を表わすFIMの得点が、良好に保たれていました（図2－11）。五年間での変化量についてみてみると、LM－Iの低下が継続群では有意に少なくて済みました（図2－12）。これは、加齢による記憶力の低下が継続群では軽度で留まっていることを示しています。さらに、五年間の総運動回数と認知機能の変化量との相関を取ると、RCPMの施行時間とLM－Iで有意な相関を認めました（図2－13）。このように、音楽体操の継続により長期にわたり認知機能が良好に保たれることが示されました。これまでの非薬物療法の報告は、数か月までの短い介入期間のものがほとんどで、〝長期〟と銘打っていても一年か、長くても二年までの介入でした。私たちのこの報告は、五年という長期に渡る介入の効果を明らかにした初めての報告です。

上記のように、健常高齢者にはじまり軽度から中等度の認知症、そして健常高齢者

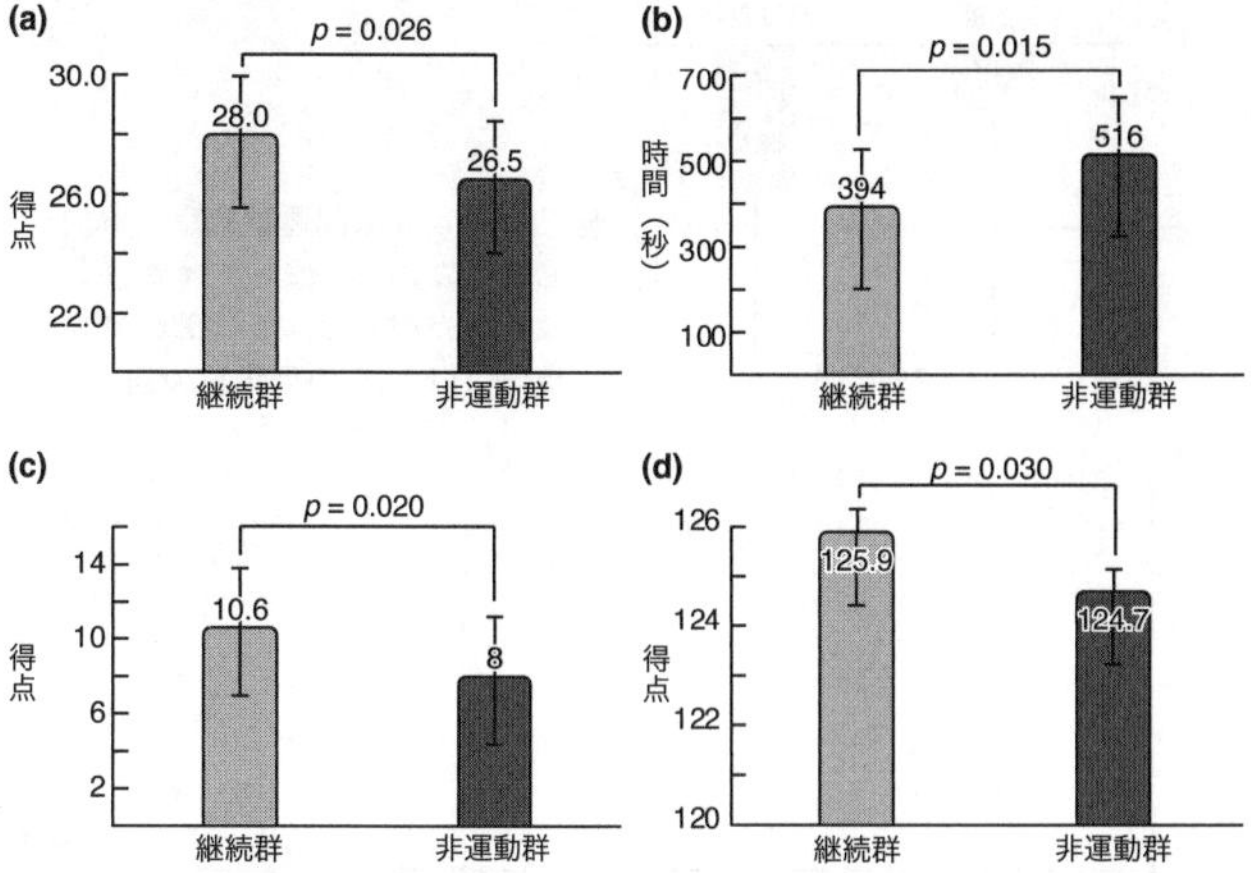

図2-11　5年間運動教室に参加していた群と、まったく参加しなかった群との、5年後の認知機能の差異。（a）MMSE（全般性知能）、（b）RCPM：time（精神運動速度）、（c）LM-I（記憶）、（d）FIM：total（生活活動強度：総合点）。

の長期間の介入効果について報告してきました。残る重度の認知症患者への効果が明らかになれば、フルステージの対象者に対し、音楽体操の有効性が示されることになります。私たちは重度の認知症患者を対象に研究を始めたのですが、新型コロナウイルス感染症のために対面での体操教室の開催が困難となり、中断を余儀なくされています。同感染症が収まり次第、再開する予定です。

新型コロナウイルス感染症が遷延し音楽体操教室の中断が長引くなか、オンラインによる音楽体操教室の開催を試みること

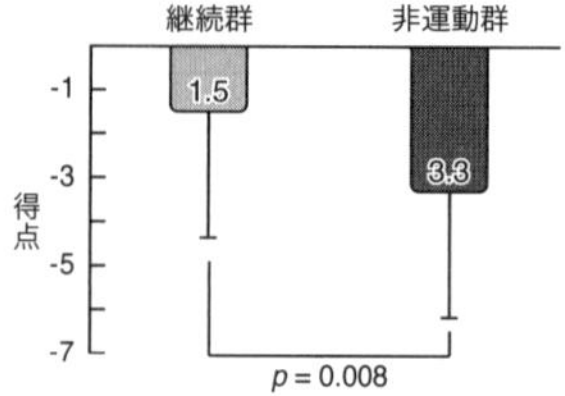

図２－12　５年間運動教室に参加していた群と、まったく参加しなかった群との、５年間の認知機能（LM-I）の変化量の差。

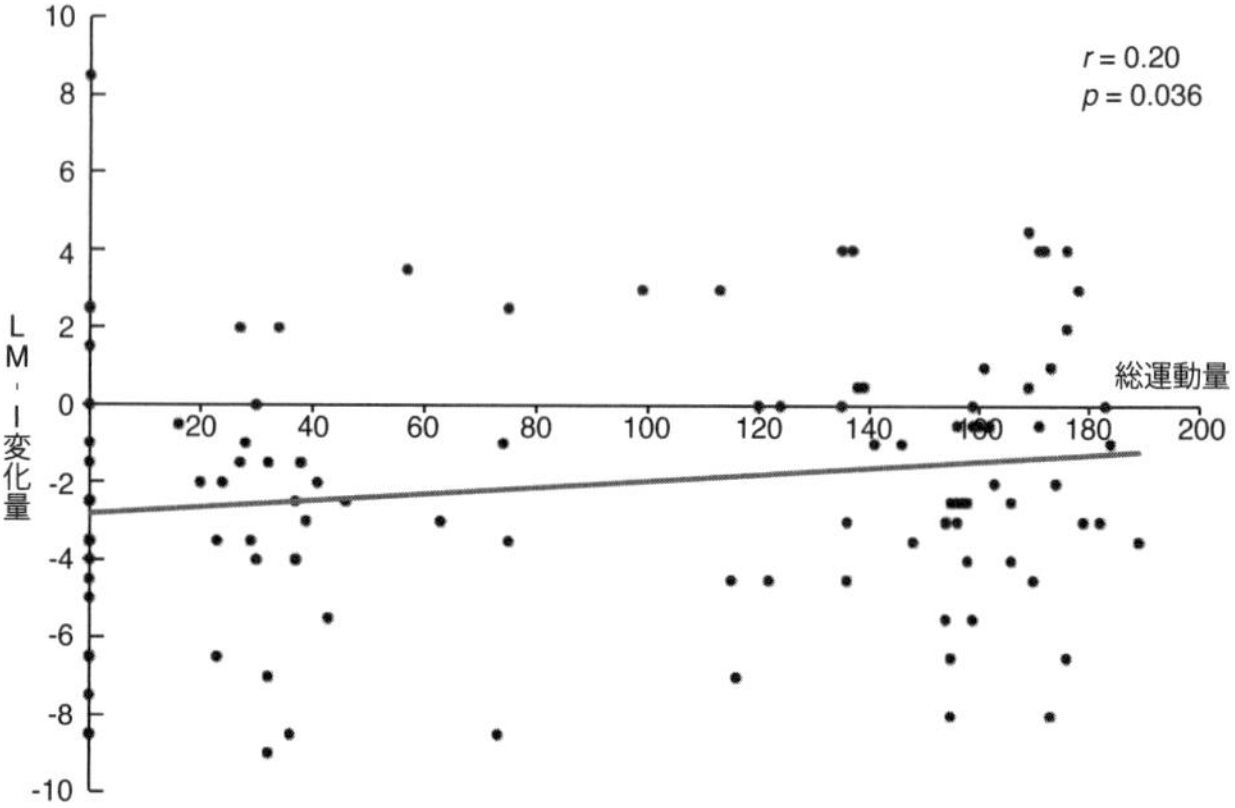

図２－13　総運動回数と、認知機能（LM-I）の５年間での変化量との相関。

にしました。当初は、パソコンやタブレットの画面を通して運動の内容がきちんと伝わるか、高齢者がこれらのデジタル機器を正しく扱えるのかなどのいくつかの心配事がありましたが、実際に行ってみると大きな支障にはならないことがわかりました。さらに、オンラインではリアル開催には参加しなかった（できなかった）人たちの参加がみられるようになり、単にリアル開催の代替手段という以上の意味がオンライン開催にあると考えています。オンライン開催での認知機能の変化や、リアル開催の参加者との特性の違いについても、国際誌に論文を発表する予定です。

これまでに何がどういう検査で調べられているのか？

研究は、先人の成果の上に成り立っています。これまでにどのようなことが調べられ、どこまでのことが明らかになっているのかが、研究を行う際の出発点となります。私の研究室で助教を務めている阿部真貴子さんは、三重大時代の教え子で音楽療法士の大学院生第一号です。博士課程を卒業された医学博士で、大学病院で六年間にわたり認知症患者への音楽療法セッションを行ってくれました。素直な人なつっこい性格で、お年寄りとのコミュニケーションも大変上手でした。彼女が最近、認知症に対する音楽療法についてのこれまでの研究対象・知見などについて調べた論文を国際誌に発表しました[45]。彼女は、認知症に対する音楽療法で用いられている評価法について、コクラン・ライブラリーに掲載されている七つのシステマティック・レビューをもとに検討しました。これらは全部で七八編の論文を含んでいました。評価法の分類はドッドらによる分類法に拠りました[46]。ドッドらの分類は、動物実験から疫学調査に至るまで、医学研究の結果について分類するものです。内容としては、死亡率、生理的機能、臨床徴候、生活への影響、社会的資源の利用、副反応を含み、さらにそれらの下の計三八項目から構成されています。これにより知識を整理し、未解決の問題を明確にすることができます。上記の七八編の論文についてドッドの分類に当てはめた結果、組み入れ基準に合致した三〇編の論文で用いられた評価法は、ドッドの分類の三八項目のうち一八項目を網羅していました。その中でもっとも頻繁に調べられたのは精神症候、認知機能、QOLでした。有効性を示すことができた検査についてみてみると、全般性認知機能に対してはMMSE、認知症の重症度については臨床的認知症尺度(clinical dementia rating：CDR)、BPSD全般にはneuropsychiatric inventory（NPI）、うつに対してはgeriatric depression scale（GDS）、そして興奮にはCohen-Mansfield agitation inventory（CMAI）がそれぞれ用いられていました。このことは、今後これらの症状について調べるときは、少なくともここに挙げた検査は最低限用いる必要があることを示しています。まだ検討対象に取り上げられていない二〇項目の中には、副作用や死亡率、呼吸機能といった重要なものも含まれていました。このように網羅的に過去の研究成果をみることにより、これまでに何が調べられているか、評価にはどのような検査が用いられているか、まだ検討の対象となっていない項目は何かといった、研究の土台となる事柄を知ることができます。阿部さんは今後、パーキンソン病や脳卒中など、これまでに音楽療法がしばしば用いられている疾患についても、同様の報告を行っていく予定です。

●この章のまとめ●

認知症のほとんどの原因疾患には現在、根本治療薬はありません。認知症の予防や進行抑制について、薬物治療以外でエビデンスが確立しているのは、現時点では運動療法のみです。音楽療法は、認知症のＢＰＳＤへの有効性が報告されているだけでなく、経済性にも優れています。私が行った「御浜・紀宝プロジェクト」により、運動の内容が同じであっても、音楽の伴奏がついた運動は、ついていない運動よりも、認知機能の改善効果が高いことが明らかになりました。健常高齢者と軽度から中等度の認知症患者への有効性、そして五年間という長期にわたる効果が確認されています。多くの地域や自治体で導入可能な取り組みとして期待されます。また、これまでの認知症に対する音楽療法の報告を俯瞰的にみた結果、副反応などいくつかの項目については調べられていないことが明らかになりました。

言語は、ひとをひとたらしめている認知機能ともいえます。それが障害されたのが失語症です。失語症の患者が歌唱の際には言葉を流暢に発することがあります。このことから、音楽を用いた失語症のリハビリが試みられてきました。第3章では、失語症の症状、歴史と音楽を活用したリハビリについて紹介します。

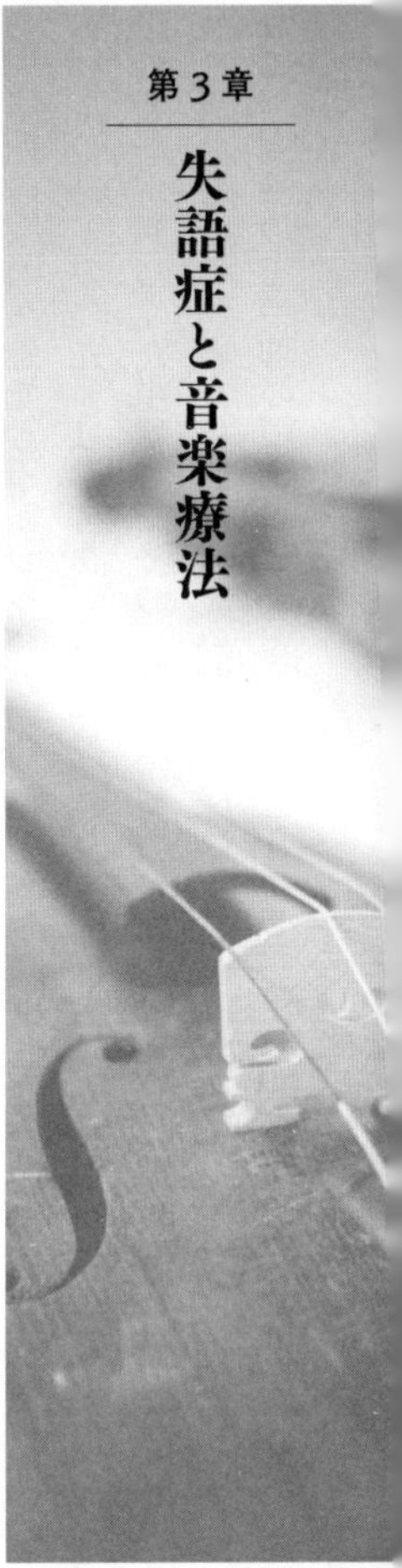

第３章

失語症と音楽療法

言語は、コミュニケーションだけでなく、知識の獲得、情報収集、作業などの手順の理解に不可欠です。失語症の最大の原因疾患は脳卒中です。現在の医学では、一度壊れた脳そのものを完全にもとどおりにすることはできません。しかし、脳損傷のために言語能力のほぼすべてを失った患者が、なじみの歌の歌唱の際にはよどみなく歌詞を発音できる現象が、二〇世紀前半から知られていました。これは、言語と音楽が脳内の異なる部位で処理され、歌唱により言語へのアクセスが容易となったためと解釈されています。このことから、失語症に対して音楽を用いた訓練が試みられています。この章では、失語症について解説したあと、失語症への有効性が確立している「メロディック・イントネーション・セラピー」について紹介したいと思います。

一　失語症とはどんな症状か

国民病ともいえる失語症

失語症とは、脳の損傷により言語能力の一部または全体が失われた状態をいいます。構音器官の障害によりしゃべりにくくなった状態（構音障害といいます）、記憶障害のために物の名前が出にくくなった状態、あるいは重度の認知症のために正しい文法や言葉の選択ができなくなった状態は、失語症とはいいません。失語症とは、文法や音韻などの言語構造に関する脳内処理機構そのものが失われた状態のことで、〝内言語の障害〟とも表現されます。ひとの言語能力には話す、理解する、書く、読むがあります。臨床場面では、これら四つの能力の複数に障害が及んでいるときに、失語症と診断されます。

失語症の原因疾患でもっとも多いのが、脳梗塞や脳出血などのいわゆる脳卒中です。右利きのひとの九九％は、言語能力は大脳の左半球に宿っています。左利きのひとは、三分の一が同じく左半球、三分の一は言語能力が左右の大脳半球に散らばっており、残り三分の一のひとだけが言語能力が右半球に存在します。したがって失語症の大部分は、大脳の左半球の障害の結果として起こります。また、身体の動きは反対側の大脳半球が担っています。右半身の動きは左半球、左半身の動きは右半球が行います。このため典型的な失語症患者は、左半球の障害により失語症と右半身の麻痺をともないます。

代表例は、戦後最大の国民的スーパースターである長嶋茂雄氏（読売ジャイアンツ終身名誉監督）でしょう。長嶋氏は、おもに発話の障害が目立ち、発音は途切れ途切れで滑らかさに欠けます。右脚を引きずり、右手は恐らくは麻痺を隠すために人前では常にズボンの右ポケットに入れられています。しかし長嶋氏は、言語のうえでも麻痺においても、専門家の予想をはるかに超える改善を示しました。最高の環境とスタッフによるサポートはもちろん、何よりもご本人の不断の努力がなし得た結果でしょう。

全国に失語症患者がどれくらいいるかというと、はっきりした人数はわかっていません。珍しいからではなく、多すぎて数えられないのです。一説には、全国の失語症患者は三〇万～五〇万人とされています。失語症の代表的な原因である脳血管障害の患者数は全国で一五〇万～三〇〇万人、毎年新たに三〇万～五〇万人が発症します。前述のように、失語症はほとんどが左半球の障害により生じるので、左半球に脳卒中を起こした患者の四分の一が失語症を発症すると仮定すると、毎年三・七五万～六・二五万人の失語症患者が新たに生じることになります。これは八～一四分に一人、新たな失語症患者が出現している計算になります。失語症はまさに、国民病の一つということができます。

脳の見方を変えたガルの骨相学

失語症の歴史は、脳科学の歴史そのものです。ほかの科学同様、失語症が発見されるまでには、その地ならしとでもいうべき学問の発展が必要でした。一九世紀に至るまで、脳は一様なもの、全体としては機能しますが、ある脳部位にある認知機能が局在(localization)するということは、少なくとも認知機能についてはあり得ないと考えられてきました。それに対し、脳の局在にひとの目を向けさせたのがウィーンの脳解剖学者フランツ・ヨーゼフ・ガル(一七五八〜一八二八年)による「骨相学」です。手相は手の皺《しわ》の形でその人の性格や未来を占うものですが、骨相学はその骨版です。すなわち、骨の形を見てその人の能力や性格をいい当てようというものです。どこの骨かというと、頭蓋骨です。ガルの見解は次のようなものです。

ある人が特定の能力に優れていたら、その能力をつかさどる脳部位は発達し、体積が大きくなるだろう。大きくなった脳は、そこに接する頭蓋骨を内側から外側へ押し広げるであろう。その結果、頭の形が変形する。したがって、頭蓋骨の形を観察すれば、その人の脳のどこが発達しているか、言い換えるとその人の能力がわかるはずだ……。

たとえばガルは、子供好きな女性と、子供に無関心な女性とを、頭の形で分けています。子供好きな女性は後頭葉が大きく、無関心な女性は後頭葉が小さいと図示されています。ガルの骨相学は、パリを中心とした当時のヨーロッパの、とくに上流社会で一世を風靡しました。しかし現在では、ある種の病的状態を除くと頭蓋骨が脳により外側に押し広げられることはなく、頭の形と人格・性格とは直接的な関係はないことが明らかになっています。ガルの仮説は、学説としては間違っていましたが、それまで脳を全体として捉える見方が一般的であったのに対し、局在という概念を導入した点で功績があります。

失語症の最初の報告――ブローカによるタン氏

ガルが不十分ながらも唱えた脳の局在を、科学的な意味で証明し、神経心理学ひいては脳科学の始まりをもたらしたのが、パリのビセートル病院の外科医ピエール・ポール・ブローカ（一八二四〜八〇年）です。一八六一年のある日、ブローカは、右足の蜂窩織炎《ほうかしきえん》を起こしたルボルニュという名の患者を診察しました。この患者は、二一年前に脳卒中を起こし、それ以降「タン（tan）」という言葉以外話すことができなくなり、〝ムッシュー・タン（タン氏）〟と呼ばれていました。タン氏は周りのひとが話す言葉の内容は理解していました。そこでブローカは次のように考えました。
タン氏は恐らく脳卒中を患い、その結果としてタンという言葉以外話せなくなった。しかし、話された内容は理解している。ということは、話すことと話の内容を理解することとは、脳内で異なる部位が関与しており、タン氏の場合、話すことに関与する部位のみが障害されたのだろう。言い換えると、タン氏の脳のどこが障害されているかをみれば、話すという行為をひとの脳のどの部位がつかさどっているかがわかるだろう。

当時は今日のようなＣＴやＭＲＩなどの画像機器はなく、患者の脳の障害部位の同定は、患者が亡くなったあとの病理解剖を待たねばなりませんでした。抗生剤が発達した今日では蜂窩織炎が原因で死亡することは滅多にありません。しかし当時は、そのような細菌感染症が原因で多くの患者が亡くなりました。診察から一週間後、タン氏は死亡しました。さっそくブローカはタン氏の脳を解剖し、左前頭葉の後下部に古い脳梗塞のあることを確認しました。ブローカは解剖当日の午後に開かれた学会でこの症例を発表し、ここにはじめて、脳の特定の部位に特定の高次機能が局在していることが、科学的に証明されました。ブローカがタン氏の脳に見いだした領域は「ブローカ野（Broca area）」と命名され、タン氏の呈した〝話すことはできないが、話された内容は理解できる〟という症候は、「ブローカ失語（または運動性失語）」と呼ばれています。ブローカは〝神経心理学の開祖〟と呼ばれ、この報告により現代の脳科学が始まったとされています。

ブローカの報告には後日談があります。脳の病理解剖の際には通常、表面の損傷を確認したあとに脳に割を入れ輪切りにし、病巣の深さや広がりを見ます。これは現在の病理解剖でも定石です。しかしブローカはそれをしませんでした。なぜでしょうか？　ブローカは、タン氏の脳のもつ歴史的重要性を見抜いていたのです。ブローカは、自分が割を入れて脳を傷つけるのではなく、将来の技術の発展を待って、このまま保存しておくことを決断したのです。事実、ブローカの報告から一二〇年後、CTを使ってタン氏の脳の病変を詳細に調べた論文が報告されました[1]。真に偉大な研究者の、時間を超越した洞察の深さに、私は驚嘆の念を禁じえません。

失語症の分類と症候

失語症は、表出面の障害である「運動性失語」と、受容面の障害である「感覚性失語」に大別されます。大脳の中心溝を境にして、それより前方の障害では運動性失語、後方では感覚性失語が一般に生じます。前者には発話と書字、後者には理解と読字の障害が含まれます。発話の責任病巣は前頭葉後下部（ブローカ野）、理解のそれは上側頭回後部（ウェルニッケ野）です。運動性失語では、意図する言葉が浮かんできにくなったり（喚語困難）、目的と異なる言葉を話したりします（錯語）。発音に歪みや停滞が生じ（非流暢）、その言語のもつ自然なピッチやリズムの変化（プロソディといいます）が失われます。文法構造は壊れ、助詞の障害が目立ち、はなはだしいときは電報を読み上げるような話し方になります（電文体）。小学校に入ってから書字を学ぶことからもわかるように、書字は発話よりも難易度が高いです。したがって失語症の場合、発話よりも書字の障害のほうが強くなることが多いです。書字の際、文字が浮かばず、異なる文字を書いたり、単語自体を取り違えたりします（錯書）。日本語は漢字と仮名という二種類の文字を用いる、世界でも類を見ない言語です。漢字と仮名は脳内の異なる部位を経て認識されると考えられており、漢字の読み書きには左側頭葉後下部が関与すると考えられています。

一方、感覚性失語の発話は流暢で、プロソディも正常ですが、文法構造や単語と音の選択が崩れ、重度になるとまったく日本語に聞こえない無意味な音の羅列になります（ジャルゴン発話）。話し言葉の理解や読字も障害されます。発話の障害は、話し言葉の理解の障害のために自分の発話内容へのモニタリングと自己修正が働かなくなったことが原因と考えられています。書字も、読字ほどではないですが障害されます。運動性失語は発話、感覚性失語は理解に関係する脳内機構が障害されるため、どちらももっとも簡単な言語課題であるオウム返し（復唱）ができません。発話の責任病巣

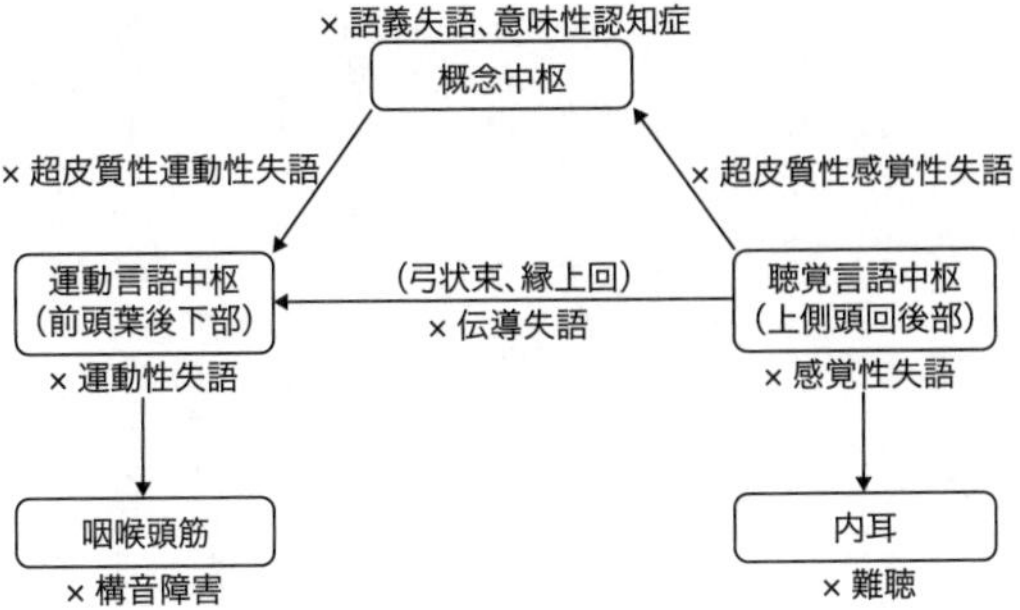

図3－1　ウェルニッケ－リヒトハイム（Wernicke-Lichtheim）の失語の古典図式。（　）は解剖学的部位を、×はその障害により生じる症状を示す。

である前頭葉後下部と、理解にはたらく上側頭回後部とは、弓状束という神経線維の束で連絡されています。それが障害されると、発話も理解も問題ないものの復唱のみができなくなります。この状態を伝導失語と呼びます。上記の三型に、発話が障害されるが復唱はできる型（超皮質性運動性失語）、理解が障害されているが復唱は可能な型（超皮質性感覚性失語）を加えた五つが、失語症の古典分類とされています（図3－1）。

失語症はどのように生じるか

　失語症のほとんどは脳卒中が原因です。脳卒中は、脳梗塞と脳出血に大別されます。脳梗塞は脳に血液を送る動脈が詰まって脳組織が死んでしまった状態、脳出血はそれらの動脈が破れて血腫が周辺の脳組織を破壊した状態を指します。それぞれ病巣の大きさ、部位により、症状の特徴と重症度が決まります。脳卒中では、直接損傷を受けた部位の神経細胞は死滅していますが、急性期にはその周囲に機能的には障害されているものの神経細胞自体は生存している領域（ペナンブラ）があります。ペナンブラの細胞をいかに保存するかが急性期治療の要です。慢性期に入ると、同じ半球の残存した神経細胞、あるいは反対側の大脳半球が失われた機能の一部を補うようになります。現時点では、リハビリは sooner is better で、入院当日から開始することが推奨されています。

脳卒中による失語症が発作を契機にある時点で発症するのに対し、いつからともわからないうちに次第に失語症が起こり、悪化してくる例があります。このようにゆやかに失語症が進行する症例は一〇〇年前から報告されてきましたが、一九八二年にメスラムが計六例をまとめて「緩徐進行性失語（ＳＰＡ：slowly progressive aphasia）」と命名して報告して以来、注目を集めるようになりました[2]。ＳＰＡはのちに、「原発性進行性失語（ＰＰＡ：primary progressive aphasia）」と名称が変更されました。メスラムは当初、新たな疾患を想定していましたが、のちにＰＰＡの多くは、アルツハイマー病などの神経変性疾患の初期症状であることが明らかになりました。つまり、発語や理解の障害で発症し、経過のうちに記憶障害や視空間認知などのほかの認知機能の障害が加わり、最終的には通常のその疾患と同様の症状が揃います。

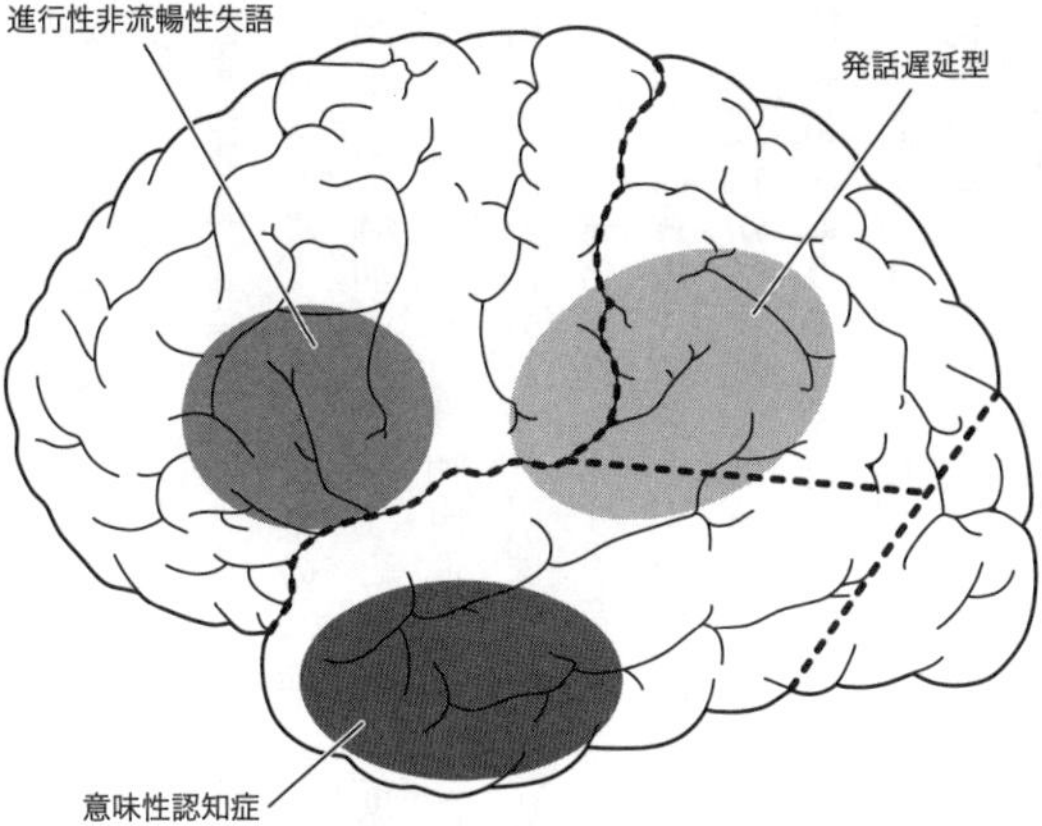

図3-2　原発性進行性失語（PPA）の責任病巣。

アルツハイマー病ではふつう、側頭葉内側部から神経細胞の脱落と萎縮が始まりますが、それがたまたま言語野から始まったのがPPAとして発症するわけです。PPAには、発話の障害が目立つ「進行性非流暢性失語（PNFA：progressive non-fluent aphasia)」、言葉の意味がわからなくなる「意味性認知症（SD：semantic dementia)」、そして近年発表され、喚語困難と復唱の障害が目立つ「発話遅延型（LPA：logopenic progressive aphasia)」に分けられます（図3-2)。PPAは認知症と同じく症候名であり、診断名ではありません。また、中期に至るまで知能自体は保たれるため、失語症を認知症と間違えて患者をいわゆる〝ボケ扱い〟することのないように気をつける必要があります。なぜなら、そのような扱いは患者の自尊心を著しく傷つけ、それ以降の療養に支障をきたすようになるからです。PPAの診断には、神経内科専門医による診察が推奨されます。

音楽と言語の共通原理

パテルは、言語と音楽の共通の構成原理として統語（syntax）を挙げています。[3] 統語とは、個別の要素をまとまりへと関係づけていく際にはたらく原理のことで、言語では文法、音楽では和声進行がそれに該当します。言語も音楽も統語により構造的な統合が生み出されます。[4] また、情動の表出に際し、言語と音楽が共通の構造を用いているとの報告があります。音楽では短調は悲しさを表すときに用いられ、短三度（ドとミ♭の音程）の響きが特徴です。言語でも、悲しい感情をこめて話すときにはピッチの変化が短三度をとるといいます。すなわち、言語と音楽で悲しみには共通の聴覚的特徴があります。過去の脳賦活化実験では、和声進行の認知の際には左半球のブローカ野と右半球のその対称領域が活性化することが報告されています。[5]〜[8] さらに、音楽認知のこれまでの研究から、歌唱には右半球がはたらくとする意見が多いです。[6][8]〜[10]

ここまでをまとめると次のようになります。

①失語の回復には右半球が重要なはたらきをする
②言語と音楽には共通の原理がある
③音楽の認知や表出には右半球が関与する

言語と音楽の構成要素と大脳半球との関係をまとめたのが表3－1です。以上のことから、音楽、なかでも歌唱を失語症のリハビリに応用する試みが行われてきました。

表3－1　言語と音楽の機能と大脳半球との関係

	言語	音楽
左半球	文法 語彙 音韻処理	和声進行 歌詞・タイトル コード名
右半球	プロソディ 隠喩	メロディの産生・認知

歌唱を用いた失語症訓練

失語症に対する音楽療法についてのメタアナリシスやシステマティック・レビューは、これまで報告されていません。歌唱を用いた言語訓練は、運動性失語に代表される発話の障害を対象としたものがほとんどで、なじみの歌を用いる方法と、新しい歌を用いる方法に大別されます（図3－3）。さらに両方法は、歌詞をつけて唄う場合と、「アー」「ラララ…」といったボカリーズで歌う場合があります。そして、それぞれ患者が一人で唄ったり、療法士や複数の患者で合唱するこ

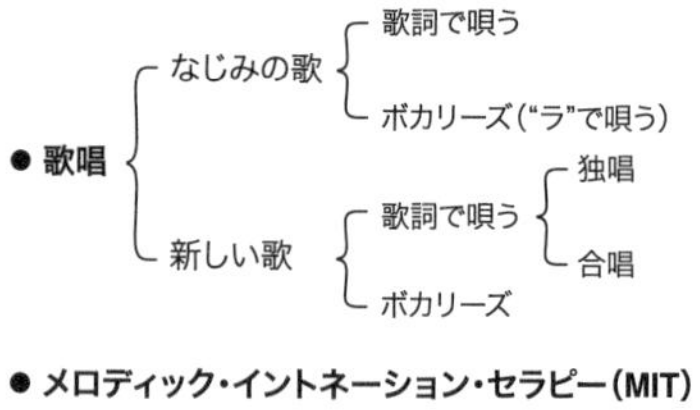

図3-3　音楽を用いた失語訓練の試み。
対象：非流暢性失語

とがあります。従来、失語症への歌唱の効果はないか、あっても限定的とされてきました。とくに、なじみの曲の歌唱については、どれだけ歌唱時に言葉が滑らかに表出できても、それだけでは実際の会話には役立たないといわれてきました。

　しかし近年、いくつかの報告が歌唱による失語症の改善効果を示しています。ラセッテらは運動性失語の患者八例に対し、お手本を聴きながら同時に新曲を歌ったり、その歌詞を発音するという訓練をしたところ、一緒に唄った歌詞のほうがより多く想起できたと報告しています[11]。その効果は、歌唱そのものよりもリズムによる影響が大きいと考えられています[12]。運動性失語一五例を三群に分け、それぞれに歌唱、リズム、標準的な言語訓練の三種類の訓練を行ったところ、歌唱とリズムの効果はほぼ同じくらいで、とくに型どおりの言葉（例：こんにちは。ご機嫌いかが？）が改善しました。一方、標準的訓練は型にはまらない言葉を改善しました[13]。このことからスタールらは、歌唱やリズムを用いた訓練と標準的な言語訓練の両方が、失語症患者には必要としています。また、コントロール群を置いていないので質的には一段劣る研究ですが、失語症患者が一緒にコーラスをすることにより、苦悩を軽減し、自信や意欲を増進し、コミュニケーションが改善したという報告もあります[14]。

歌唱が失語症の訓練に有効かは未解決の問題ですが、対象と方法を適切に設定することにより、一定の効果が得られるかもしれません。質の高い研究の積み重ねが待たれます。

二　メロディック・イントネーション・セラピー（ＭＩＴ）

ＭＩＴはどんな方法か

「メロディック・イントネーション・セラピー（ＭＩＴ）」は、一九七〇年代に米国で開発された失語症の訓練法で、音楽のもつ節回しやリズムを利用して失語症患者の発話を改善することを目的とします。ＭＩＴは、米国神経学会によって有効性が確認されています[15]。メロディックとなっていますが、歌そのものを用いるのではありません。発話は、音素や音韻、意味、文法などの言語学的要素と、リズムやアクセント、抑揚などの非言語学的要素からできています。言語学的要素には左半球、非言語学的要素には右半球がおもに関与するといわれています。通常の言語訓練は前者を用い、言える語句を一つひとつ積み上げてボトムアップ式に言語能力を改善していくのに対

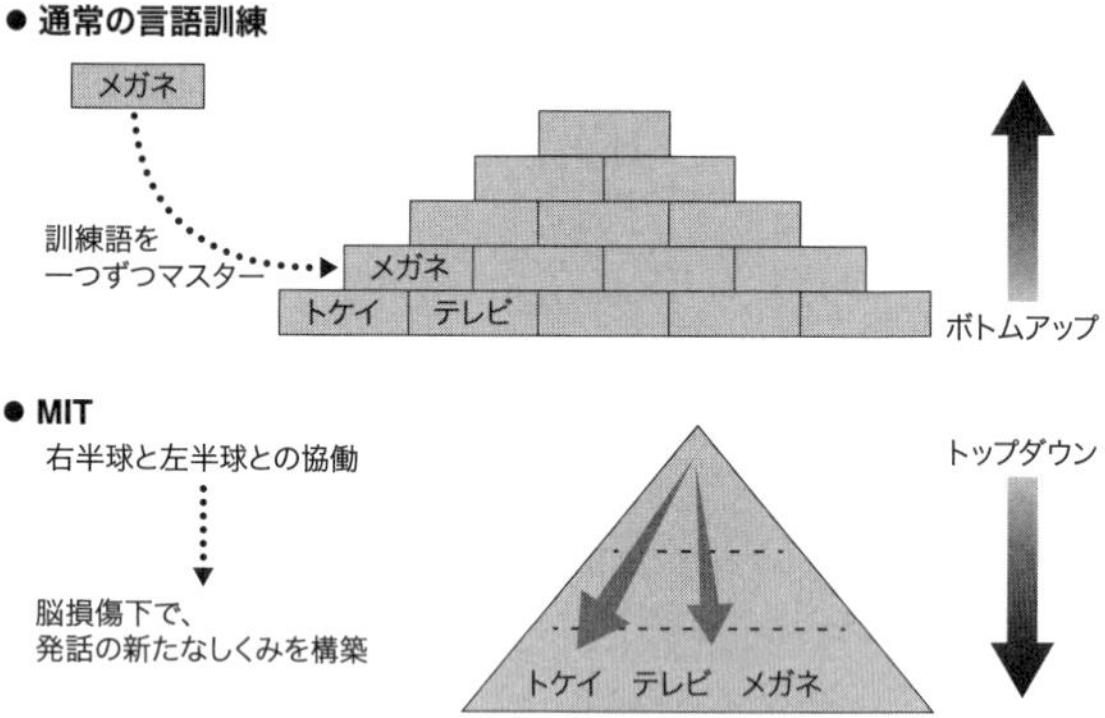

図3－4　通常の言語訓練とMITの概念的な違い。

し、ＭＩＴは非言語学的要素へのアプローチをとおして、障害を負った脳に発話の新たなしくみをつくり上げることを目的とします（図3－4）。

ＭＩＴでは、ゆっくりとしたイントネーション、左手のタッピング、聴覚から運動へのフィードバックを用いて訓練を行います。たとえば、「お・は・よ・う」という高低二つのピッチで表した言葉を、患者に提示してゆっくりと発音してもらいます。ゆっくりと発音することによって、左半球の負担が軽減されます。発音のとき、同時に患者の左手でタッピングを行います（図3－5）。このタッピングを行うことで、メトロノームのようにペースを与えて発話の手がかりを患者に提供します。歌唱による母音の引き延ばしは、次の音を予想する時間的余裕を与え、患者も自己修正が可能になり、聴覚・運動

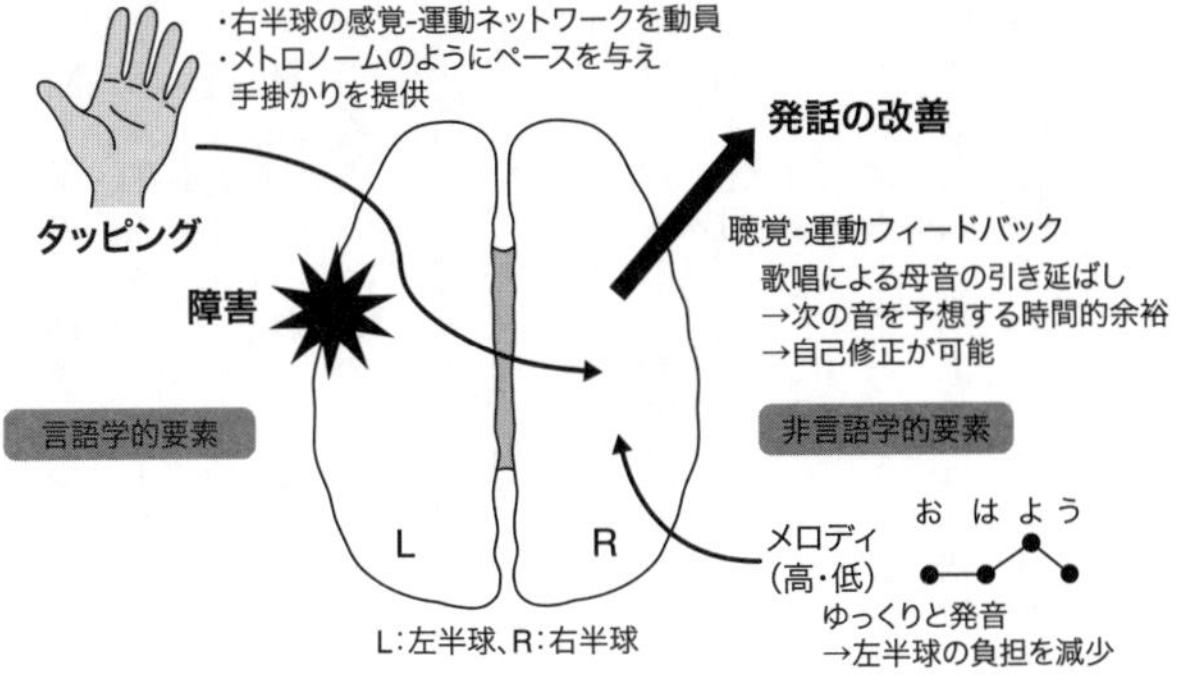

図 3 - 5　MIT の原理。

のフィードバックによって発話が改善すると考えられています[16]。

訓練に用いる語句は、失語症の重症度、患者の生活上の必要性、方言などを考慮して設定されます。ＭＩＴには精緻にして厳格な方法論があり、達成率に従って段階的に展開されていきます。ＭＩＴの適応としては以下のような症例に効果があるとされています[17]。

①左半球の単一病変
②非流暢性の失語症
③単語レベルでの復唱の障害
④構音の障害
⑤聴覚的理解は比較的良好

病巣との関連では、前頭側頭部がおもに侵され、言語理解を担う左上側頭回のウェルニッケ野の半分もしくは側頭峡の半分は保たれている患者がよい適応です[18]。

ＭＩＴの有効性について述べた複数のシステマティック・レビューが存在します。カナダのモントリオール大学のペレッツらのレビューでは、ＭＩＴの変法は必ずしもＭＩＴそのものの有効性のエビデンスにはなり得ず、原法に基づいた詳細な検討が必要と結論づけられています[19]。二〇二一年には、四つのランダム化比較試験で報告された九四名についてメタアナリシスを行ったところ、ＭＩＴはコミュニケーションを改善し復唱にも有効でしたが、話し言葉の理解に対しては無効であったと報告されています[20]。また、失語症に対する音楽療法の効果を調べたレビューでは、ＭＩＴの復唱と呼称への有効性が確認されました[21]。このように、英語による原法については、ＭＩＴの発話に対する有効性はエビデンスとして確立したといえます。

ＭＩＴは、英語を対象につくられました。発話における言語の音楽的パターンとして、英語ではメロディ、リズム、ストレスの三要素がありますが、日本語ではメロディとリズムの二つです。関啓子 神戸大学名誉教授は、ＭＩＴを日本語の特徴に基づいて改訂し「ＭＩＴ日本語版」を作成されました[22]。ＭＩＴで用いられる音高が、英語では四種類であったのを日本語版では高低の二種類とし、さらに日本語の特性に応じて手法を改変しました（表３－２）。

日本ではＭＩＴの存在はよく知られているにもかかわらず、臨床現場ではあまり用

表3-2　MITの原法と日本語版との対比

	音声表出の音楽的パターン	MITのピッチ
英語	メロディ、リズム、ストレス	数種類
日本語	メロディ、リズム	高・低の二種類

いられていません。それは、MIT日本語版に効果がないからではなく、方法が文面で説明しにくいことが最大の原因です。MITを行う際には、患者に発話を意識させない、歌唱に近い状態から訓練を始めます。療法士には、患者をうまく〝唄わせる〟いわゆるパーフォーマーとしての役割が求められます。その手法の肝ともいうべきところが、文面ではなかなか伝わりにくいのです。この点、音楽療法士はMITを行うのに適しているといえます。言語聴覚士がセカンド・ライセンスとして音楽療法士の資格をもっていると、MITの施行にもっとも適した担い手になり得ます。

MITが脳に及ぼす影響

MITは考案された当初から、右半球の活性化が発話の改善をもたらしていると考えられてきました。しかし、その脳内機構を調べた研究結果は必ずしもそれに合致していません。ベリンらは、MITが有効であった慢性期失語症患者七名に対し、MITを用いて発話しているときとそうでないときとの脳血流の違いを、PETを用いて評価しました[23]。その結果、MITによる改善の程度は、左前頭葉の活性化と相関していました。著者自身これを「予想に反し直感にそぐわない」と表現していま す。また、慢性期失語症患者二名にMITを施行し、その前後での呼称課題の脳活動をMEGで調べた研究では、MITが有効であった患者で左半球の活動が増加していました。[24]

一方、MITの効果について右半球のはたらきを示唆する報告もあります。シュラウクらは、慢性期の非流暢性失語六名を対象に、二か月あまりに及ぶMITによる介入が脳内ネットワークに与える変化について調べました。[25] 言語を理解する上側頭回後部(ウェルニッケ野)と発話に関与する前頭葉後下部(ブローカ野)、そして運動野は、弓状束《きゅうじょうそく》という多数の神経線維からなる太い束で連絡しています。シュラウクらは、MITの訓練前後で弓状束の太さがどう変わるかを、トラクトグラフィという手法を用いて調べました。トラクトグラフィとは、神経線維の走行を指標となる数値を用いて画像化する手法です。その結果、MITの訓練後には訓練前と比べて、右弓状束の線維数、容積の有意な増加が見られました。このように、MITの脳内機構についてはまだ不明な点が多いものの、改善の背景には脳の構造的な変化が生じていることがうかがえます。

〝なんちゃってMIT〟の罪

MITはよく知られているにもかかわらず、臨床現場に必ずしも流布していないことは前述しました。手順を論文で読んでもわからなければ、実際に行っている施設に赴いて習うというのが本来ですが、なかには「わからなければ自分のわかる範囲で適当にやってしまおう」と考えるひともいます。その結果、MITのもつ特徴や〝肝〟というべき方法を無視した、自称MITがしばしば見られます。[19] それらは〝MIT簡易版〟や〝MIT短縮版〟などと銘打ったりしていますが、訓練内容は、替え歌を唄う、手拍子に合わせて発話する、あるいは言語訓練に歌唱を用いるだけといった、MITとは似ても似つかぬものとなっています。私はそれらを〝なんちゃってMIT〟と呼んでいます。

問題は、これらの〝なんちゃってMIT〟を行っているひとが、自分の方法と原法のどこがどのように異なるかを把握していないことです。ひどい場合には、とりあえずやってみた自らの方法で効果がなかったことから「MITは○○には無効」として発表したりしています。これらの患者も、原法に忠実な方法で行われていれば効果があった可能性もあり、何よりもMITに対する誤ったイメージを患者や家族、ほかの医療者に与えてしまいます。簡易版や短縮版は、原法を正しく理解したうえで作成されるべきもので、わからないから適当につくるというのは本末転倒といわざるを得ません。原法に忠実な方法による研究の積み重ねが待たれます。

三　ＭＩＴ日本語版の効果

慢性期失語症患者の発話と理解を改善する

障害を受けた脳は、何とか機能を回復すべく、さまざまな方策を立てます。死んでしまった神経細胞はもとには戻りません。脳は、その周囲や反対側の大脳半球の神経細胞を動員することで、少しでも機能の回復をはかります。それを促すのがリハビリテーションです。リハビリには、旬とでもいうべき、効果の期待できる期間があります。通常は、脳の損傷後の半年間は、機能の改善が期待できます。半年間均等に改善するのではなく、なかでも最初の三か月間に多くの改善がみられます。ですから、この旬な期間にいかにたくさん、効率的なリハビリを行うかが、最終的な機能回復には重要です。逆にいうと、半年以降にいくら一所懸命にリハビリを行っても、機能維持には役立っても大きな効果は望みにくいのです。つまり、発症半年を経過した時点で残存している症状は、後遺症としてほぼ固まった状態ということができます。

私のグループは、慢性期の失語症患者を対象に、ＭＩＴ日本語版の短期集中訓練の効果を、ＷＡＢ失語症検査と発話開始時間を指標にして調べました。対象者は、発症

表3-3　対象者（前例右利き）

患者	年齢	性別	疾患	発症後（月）	失語型	RCPM		WAB 失語指数
						得点	所要時間（秒）	
1	51	男	出血	38	運動性	32	239	62.5
2	70	男	梗塞	38	運動性	28	244	80.7
3	78	男	梗塞	204	運動性	14*	566	49.2
4	49	男	出血	99	運動性	34	298	52.1
5	53	女	梗塞	168	発語失行	32	237	85.3

RCPM：レーブン色彩マトリシス検査（簡易知能検査の一つ）

WAB：失語症検査

＊視空間認知の障害による見かけ上の低下。

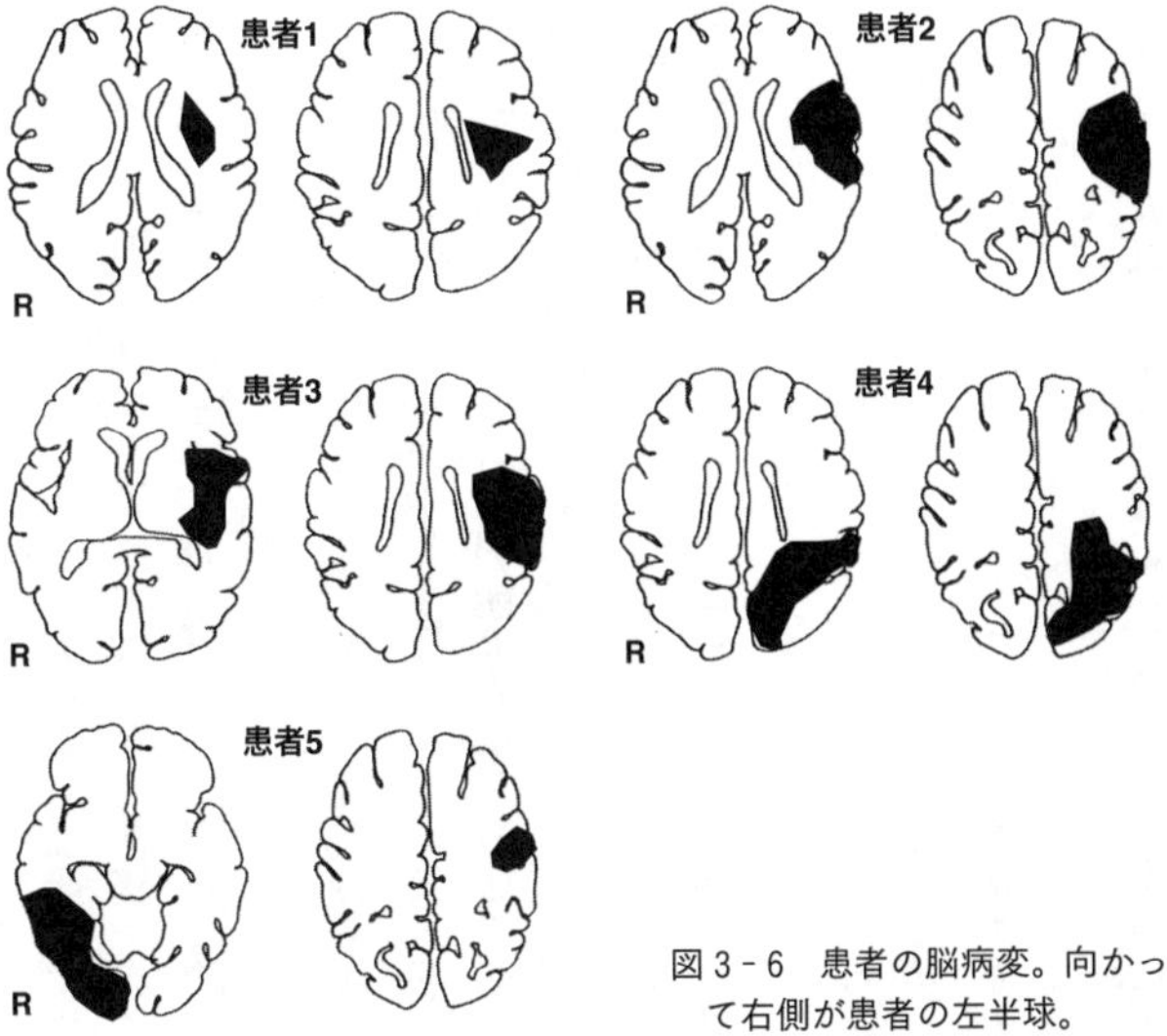

図3-6　患者の脳病変。向かって右側が患者の左半球。

後少なくとも数年、長い方では二〇年近く経過され、症状が固定した失語症患者です（表3－3）。図3－6に患者の脳病変を図示しました。いずれの患者も左半球に大きな脳梗塞あるいは脳出血の跡があります。患者5は、右半球に大きな脳梗塞を起こしたあと、左半球に小さな脳梗塞を起こし、発語失行という発話だけに限定した障害を起こしました。

ＭＩＴ日本語版はレベルⅠからⅣまであり、ある程度の達成度に到達したら次のレベルに移るように設定されています（図3－7上段）。短期集中訓練として一日一回、四五分間の訓練を連続九日間、入院にて行いました。言語機能検査は、臨床場面で失語症患者の言語能力の評価に用いられるＷＡＢ失語症検査と、九〇単語の呼称検査を、訓練期間の前後で実施しました。九〇単語の呼称検査では、正答数のほかに、刺激提示から患者が発話を開始するまでの時間（リアクションタイム：ＲＴ）を同時計測しました。

一例として患者1の訓練経過を図3－7下段に示します。まず単語の訓練から始め、九日間で最終的には三文節文のレベルⅢにまで到達しました。正答率が九〇％以上になると次のステップに移るようにしています。ほかの患者もそれぞれの達成度にまで到達しました（表3－4）。

失語症検査の結果を示します。図3－8ａは、ゼロを境に、プラスだと訓練により

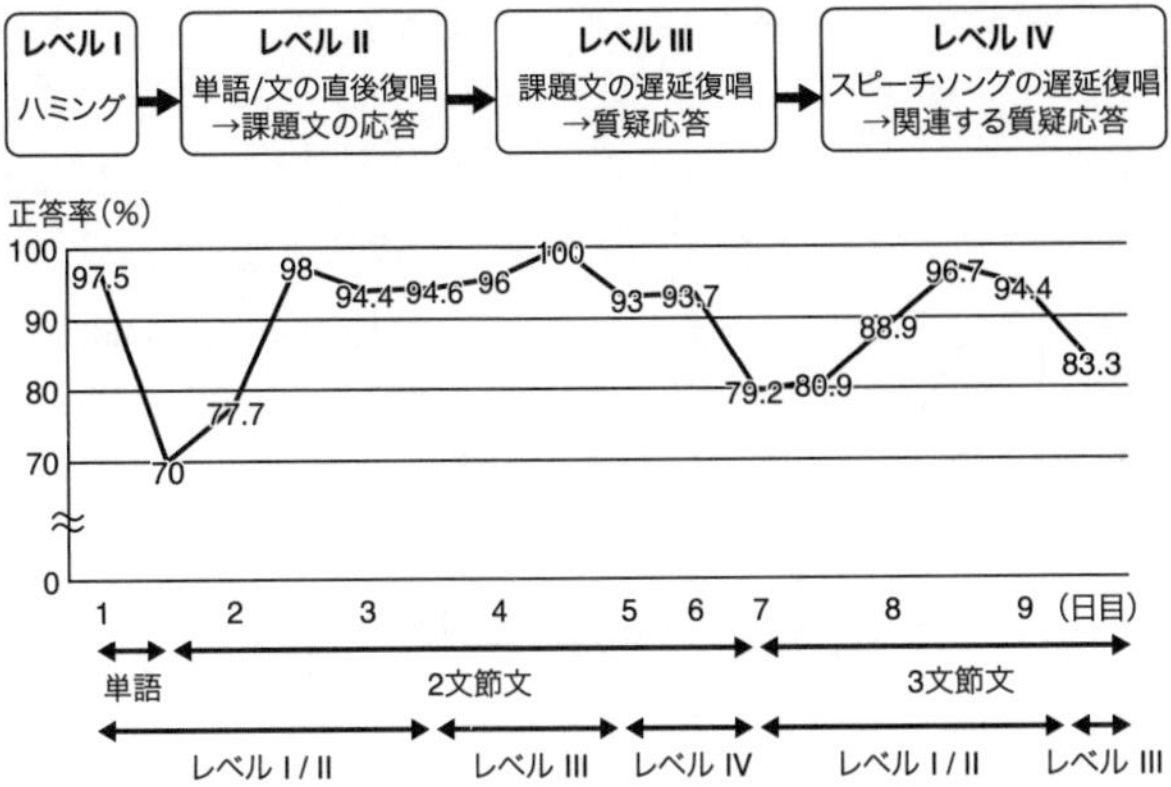

図3－7　MITの手順と、患者1の経過。

表3－4　患者2～5の到達度

患者	2	3	4	5
文節	5	2	3	4
レベル	II	III	III	IV

改善、マイナスだと悪化したことを示しています。理解と呼称が統計学的に有意差をもって改善し、発話も有意傾向が見られました。WAB失語症検査の失語指数（AQ）は点数が高いほど失語の改善がなされていることを示しますが、これも有意差をもって改善しています（図3－8b）。発話開始時間も訓練後、有意差をもって短縮していました（図3－8c）。このことは、絵カードを見てすぐに言葉が出るようになったことを示しています。

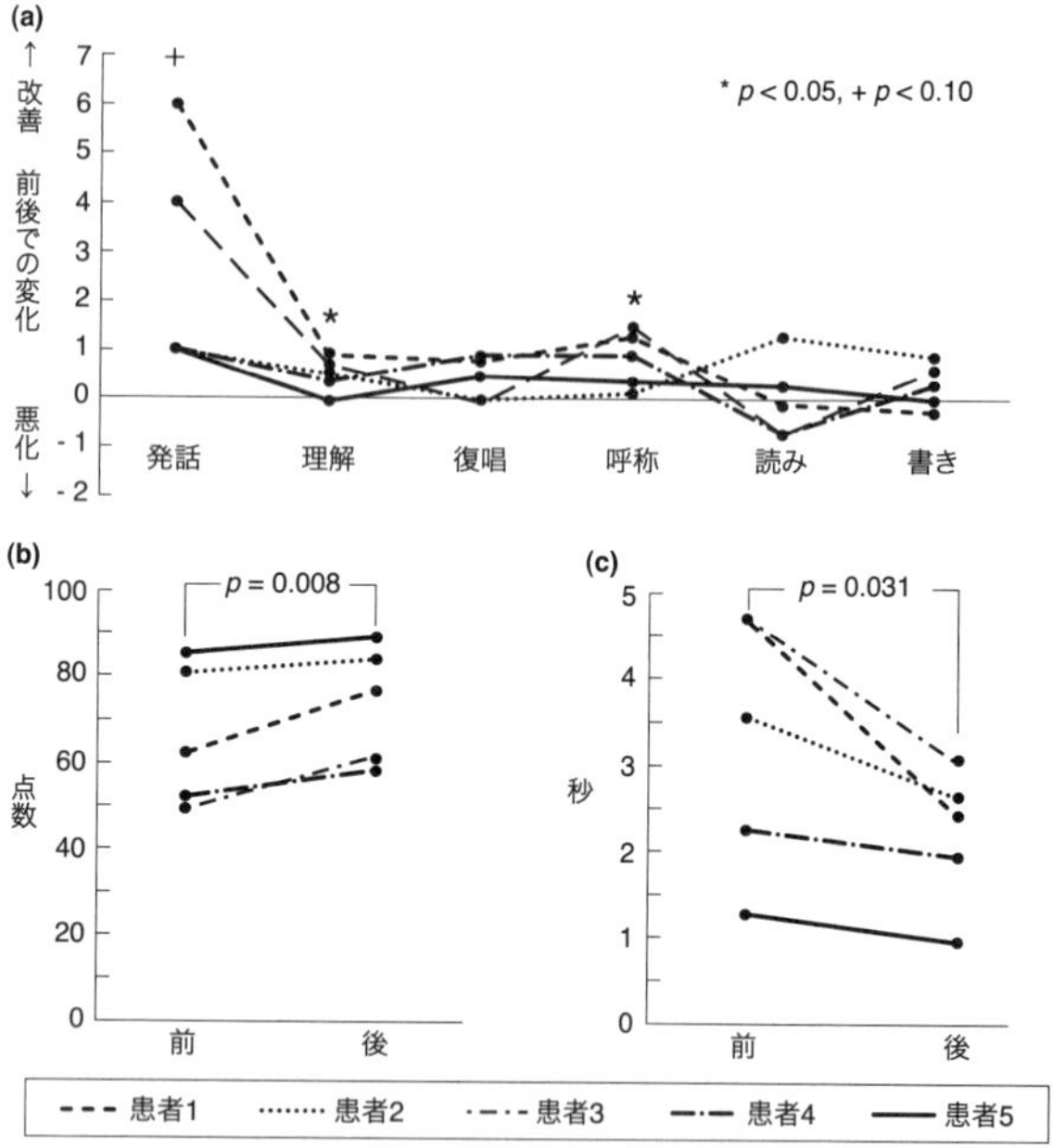

図 3 - 8　MIT 前後での言語検査の変化。(a) WAB 失語症検査、(b) 失語指数（AQ)、(c ）発話開始時間（RT)。p 値：有意確率。0.05 未満で有意。

実際の発話例を示します。訓練前の患者1に、「今回入院した理由を教えてください」と質問した返答です。

「それはね……えー……えーと……○○（妻の名）の誘いを受けてってことじゃないか」

MITの九日間の集中訓練のあと、同じ質問を患者1に行った返答は次のようになりました。

「おれはいいんやけど、○○が、やってくるといいわさっていうたもんで、しゃーないもんで、やってきたんやさ」

訓練前は言葉がたどたどしく、単語が出てくるまでに時間がかかっていましたが、訓練後には滑らかに言葉が出るようになりました。退院後も、お孫さんとゲームやしりとりができるようになっており、日常生活の発話でも改善が確認されました。患者1はその後も改善が続き、趣味であるモータースポーツ観戦に、これまでは奥様の付き添いで行っていたのが、訓練一年半後には一人で行けるまでになりました。病前から親しくしている自宅近くのお店の主人は奥様に、「あんたところのご主人さんは失語が治ったのか」といわれるほどになりました。このように、いったん改善がみられたら、日常生活を送るなかで改善が持続することもMITの特徴のひとつです。

短期集中訓練による脳の変化

ＭＩＴの訓練期間の前後でｆＭＲＩを行い、脳血流の変化を調べました。第1章で述べたように、ｆＭＲＩは脳賦活化実験の方法の一つで、課題を施行中の脳血流を計測することにより、その課題の施行に関与する脳部位を同定するものです。今回は、患者に絵カードを見せて名称を答えてもらっている際の脳血流を、ＭＩＴ日本語版の短期集中訓練の前後で行いました。コンピュータで、訓練後から訓練前の脳血流データを引き算することにより、訓練によって活動が高まった脳部位を調べることができます。結果を口絵④に示します。患者4は体内金属の存在のため、強力な磁力を用いるｆＭＲＩ検査は行うことができませんでした。赤から黄色がついている箇所が、活動が有意に高まった脳部位です。患者1は、色がついている箇所はありませんでした。これは、活動が高まった脳部位はない、言い換えると訓練前のほうが脳活動は高く、訓練により活動が低くなったことを示しています。患者2では、左半球の病巣周辺の脳活動が訓練後には高まっています。患者3と5は、左右両方の大脳半球に活動が高まった脳部位が見られました。

このように、ＭＩＴ日本語版による左右大脳半球の活動変化はさまざまなパターンを取っており、これはＭＩＴによる脳活動の変化を調べた過去の報告の結果とも一致します。患者による変化の違いには、失語症の重症度や訓練の到達度の違いなどが関与していると考えられます。

効果が得られた脳内機序

従来MITは発話を改善するといわれていましたが、今回、発話に加え、話し言葉の理解にも改善がみられました。その理由を考えると次のようになります。英語と日本語とでは、音声表出の音楽的パターンの種類が異なることは述べました(表3－1参照)。MITで用いられるピッチも、原本の英語版では数種類であるのに対し、日本語版は高・低の二種類です。つまり、MIT日本語版は英語版よりやさしく取り組みやすかったことから、より広い効果が得られたのではないかと考えられます。

fMRIで確認された訓練前後での脳の活動変化は多様でした。では、患者1で脳の活動が訓練後に減少していたことはどう解釈すればよいのでしょうか？　通常、脳の活動が高まることはよいことで、逆に低くなることは好ましくないと解釈されがちです。確かに、脳が活動しないことには運動も認知も引き起こされないのは事実です。しかし、脳活動の高まり＝改善と常にいえるのでしょうか？　もしそれが事実なら、患者1の脳活動は悪化していたことになりますが、言語機能は明らかに改善していました。一見矛盾するこの結果は、どのように解釈すればよいのでしょうか？

これは、少ない脳資源で同じ課題を施行できるようになった、いわば脳が省エネできるようになったと考えられます。たとえば初心者が自転車に乗るとき、ガチガチになって両手でハンドルをもち、よそ見をする余裕はありません。しかし慣れてくると、スマホをもちながら片手で運転できるようになります（もちろん、スマホ運転は危険ですのでやってはいけませんが）。それと同じで、絵カードの名称を答えるという課題に対しても、訓練後には以前ほど頑張らなくても発話できるようになったと思われます。つまり、脳がより効率的にはたらくようになったということです。右半球に活性化がみられた患者3と5の結果は、従来からいわれている、ＭＩＴは右半球へのアプローチをとおして効果が得られるという仮説に合致しています。

このように、ＭＩＴ日本語版は原法と同様に発話を改善するだけでなく、言語構造の違いから話し言葉の理解にも効果が期待できます。通常は症状が固定したとされる慢性期失語症患者でも、九日間という短期間の訓練で、脳に機能的変化が生じています。今後はさらに症例を増やして研究を進めていきたいと思います。

日本メロディックイントネーションセラピー協会の設立

ＭＩＴは、その存在と有効性は言語聴覚士に広く知られているにも関わらず、現場で実際に行っている病院・施設はごくわずかです。その理由として、ＭＩＴの方法の〝肝〟の部分が、論文やマニュアルといった文章で説明できないためであることは先述しました。そのためにいわゆる〝なんちゃってＭＩＴ〟が跋扈《ばっこ》し、悪貨が良貨を駆逐するといった状況に陥りかねないこともお話ししました。この状況を克服するには、ＭＩＴの正しい手法を系統立って伝授する仕組みをつくらなければなりません。そして、ＭＩＴをマスターした療法士の氏名と所属をネットで公開することにより（もちろん本人の同意のうえですが）、失語症の患者がどこに行けばＭＩＴを受けられるのかを示すことが望まれます。

ＭＩＴ日本語版の正しい手法の普及と、失語症患者のＭＩＴへのアクセスを確保するため、私たちは二〇二一年四月に日本メロディックイントネーションセラピー協会（日本ＭＩＴ協会）を設立しました。会長には、ＭＩＴ日本語版の開発者である関啓子先生、副会長には愛知学院大学の辰巳寛教授が就任され、私は事務局長を担当しています。活動として、失語症とＭＩＴ、さまざまな高次脳機能障害、認知症などについてのオンライン講習の開催と、ＭＩＴの担い手である「ＭＩＴトレーナー」の資格発行があげられます。ＭＩＴトレーナーについては、オンライン上でＭＩＴについての概念や背景、手法の流れなどを学習したのち、対面での実地講習を経て試験に合格した者に資格が与えられます。対象は言語聴覚士や心理士、作業療法士、理学療法士を想定しています。ＭＩＴトレーナーの氏名・所属施設をホームページ上で公開することにより、失語症患者がどこに行けばＭＩＴを受けられるか、一目でわかります。

当協会の活動により。本邦に五〇万～一〇〇万人いるといわれる失語症患者に福音をもたらすことができると期待されます。興味のある方は、協会のホームページ（https://japan-mit.com/）をご覧ください。

●この章のまとめ●

失語症のリハビリでは、単に知っている曲を唄うだけでは効果はあまりありません。発話障害に対するＭＩＴの有効性は、エビデンスとして確立しています。しかし原法とはほど遠い、間違った〝似非ＭＩＴ〟もしばしば見受けられます。私の行った研究から、原法の英語と言語構造の異なる日本語では、発話障害に加え話し言葉の理解にもＭＩＴが有効である可能性が示されました。今後の研究の進展が楽しみです。

パーキンソン病は一九九〇年代以降、音楽療法の有効性が臨床と脳内機構の両面から示されてきました。パーキンソン病に対する音楽療法の研究は、臨床現場で音楽療法を行う際のモデルを提供してくれています。次の章ではその一端を紹介します。

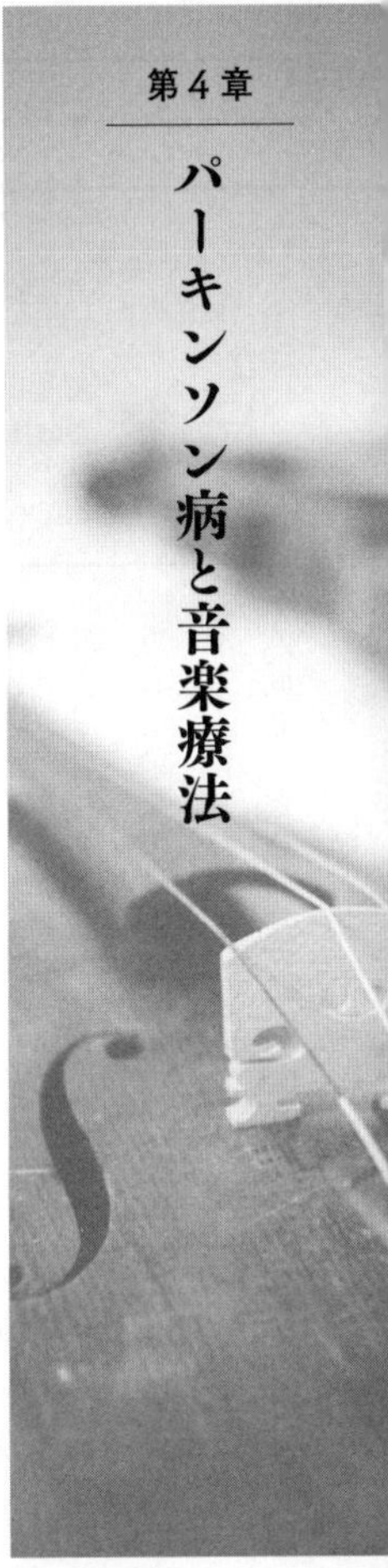

第４章 パーキンソン病と音楽療法

パーキンソン病は、手が震えて歩きにくくなる病気として有名です。パーキンソン病の歩行障害は、リハビリテーションや機能訓練としての音楽療法がもっとも発展している疾患の一つです。有効性はエビデンスとしてほぼ確立しているだけでなく、その脳内機序についても検討が加えられています。ここでは、パーキンソン病の症状について解説したあとに、私が行ったパーキンソン病の歩行障害に対する音楽療法の研究を紹介します。

一　パーキンソン病とは

再発見されたパーキンソン病

パーキンソン病（ＰＤ）は、一八一七年に英国の医師ジェームズ・パーキンソンに

表4-1　脳の病気の分類

名	原因	障害部位	症状
脳卒中	血管の閉塞や破綻	脳 脊髄	麻痺、認知機能障害 下半身麻痺、膀胱直腸障害
神経免疫疾患	自己抗体による自己組織の攻撃	脳→脳炎 末梢神経→神経炎	意識障害 しびれ、麻痺
神経変性疾患	原因不明の緩徐進行性の神経細胞死	脳	運動症状、認知機能障害
神経感染症	細菌やウイルスの侵入	脳	麻痺、意識障害、認知機能障害

よって報告されました。発見者の名前が病名となることはしばしばあり、アルツハイマー病、ピック病、橋本病、高安病などと並んでＰＤもその一つです。もちろん、パーキンソン自身が自分の報告症例をＰＤと呼んだわけではありません。パーキンソンによる報告は長らく忘れられていましたが、一九世紀末になってフランスの医師シャルコーによって再評価され、ＰＤと名づけられました。なおシャルコー自身も、今日シャルコー＝マリー＝トゥース病と呼ばれる末梢神経の病気を報告しています。

脳の病気は、表4-1のように分けられます。ＰＤはアルツハイマー病と並んで、もっとも多い神経変性疾患の一つです。日本には約二〇万人の患者がおり、国の定める特定疾患（いわゆる難病）に指定されています。特定疾患に認定された頃はＰＤへの有効な治療法はありませんでした。たとえば、私が入局したときの三重大学神経内科の初代教授の葛原茂樹先生が医学生の頃は、「PDは診断されると五年以内にほとんどの患者が死亡する」と教科書に書かれていたそうです。しかしその後、薬物治療が長足の進歩を遂げ、薬が効かなくなった患者には外科治療まで行われるようになりました。今ではPDは「もともとの八割の活動レベルを維持したまま天寿を全うできる病気」といわれています。現在も難病に含まれてはいますが、認定当初とはかなり状況は変わったといえます。

パーキンソン病の症状

PDの主症状は運動障害です。脳卒中とは違って麻痺はなく、手足が思うようにスムーズに動かなくなります。そのメカニズムを理解するためには、身体の運動がどのようなしくみで成り立っているかを知る必要があります。たとえば、ある筋を収縮させようと思ったとき、命令は大脳の運動野の神経細胞から送られます。運動野の神経細胞（ベッツ細胞といいます）から出た命令は、銅線の役割をする線維（軸索）を通って、脊髄の運動神経細胞に連絡します。命令を受け取った脊髄運動神経細胞からは軸索が出て目的とする筋まで到達し、その筋の収縮を引き起こします。以上の経路を錐体路《すいたいろ》と呼びます。脳卒中などで錐体路のどこかが障害されると、麻痺が生じます（図4－1）。

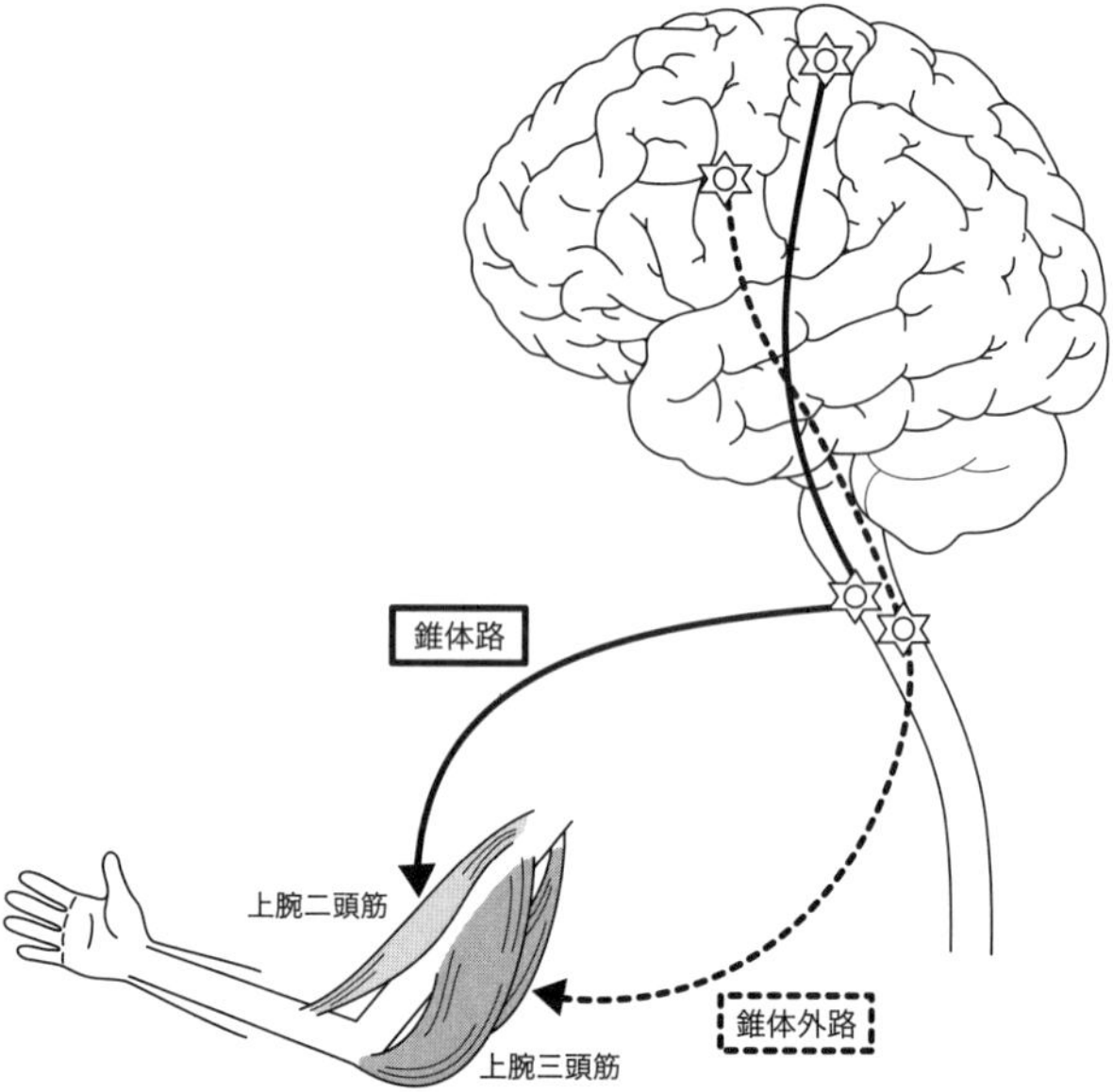

図 4 - 1　錐体路と錐体外路。たとえば、肘を曲げようとしたときには、大脳の運動野からの命令が脊髄の運動神経細胞を経て、上腕二頭筋に伝えられ筋が収縮し、腕が曲がる。この経路を錐体路といい、それが障害されたのが麻痺である。腕を曲げる際には同時に、肘を伸ばすように作用する上腕三頭筋に筋緊張を緩める命令が自動的に送られる（錐体外路）。運動の際には、錐体路を介しての意図した筋の収縮と、錐体外路を介しての反対の動きをする筋の自動的な弛緩とがセットになってはじめて、スムーズな動作が可能となる。パーキンソン病ではこの錐体外路のはたらきが障害され、絶えず筋がある程度収縮した状態となり、動作がスムーズにできなくなる。

目的とする筋が滑らかに収縮するためには同時に、目的の動作と反対の動作をする筋の緊張が緩んでいないといけません。たとえば、肘の関節を曲げようとしたとき、上腕の力こぶをつくる筋（上腕二頭筋）が収縮しますが、その際上腕の下側にあり肘を伸ばすはたらきをする筋（上腕三頭筋）は力が抜けていることにより、肘関節はスムーズに曲がることができます。もし、上腕二頭筋と三頭筋の両方が収縮したら、肘関節は上下の両側から綱引きされた状態になり、曲がりも伸びもせず、そのままの状態で力を入れることになります（等尺性収縮）。このような目的とする筋（作働筋）の収縮時に反対の動きをする筋（拮抗筋）の緊張を解くはたらきは無意識に行われ、それを調節している経路を錐体外路と呼びます。ＰＤでは、この錐体外路が障害されます（図４－１）。

ＰＤの症状を一言でいうと、常に全身の筋に力が入り固くなることです。動作をする際に拮抗筋の緊張が抜けきらないことから、動作は遅くなり、ひどくなると動けなくなります〔無動（akinesia)〕。関節を他動的に動かすと、作働筋と拮抗筋が収縮しているためスムーズに曲がりません〔筋固縮（rigidity)〕。さらに、抜けるべき力が抜けていないため、本人は動かすつもりはないのに手が震えたりします〔振戦（tremor)〕。これらの無動、筋固縮、振戦がＰＤの三主徴で、英語の頭文字をとって art と呼ばれます。

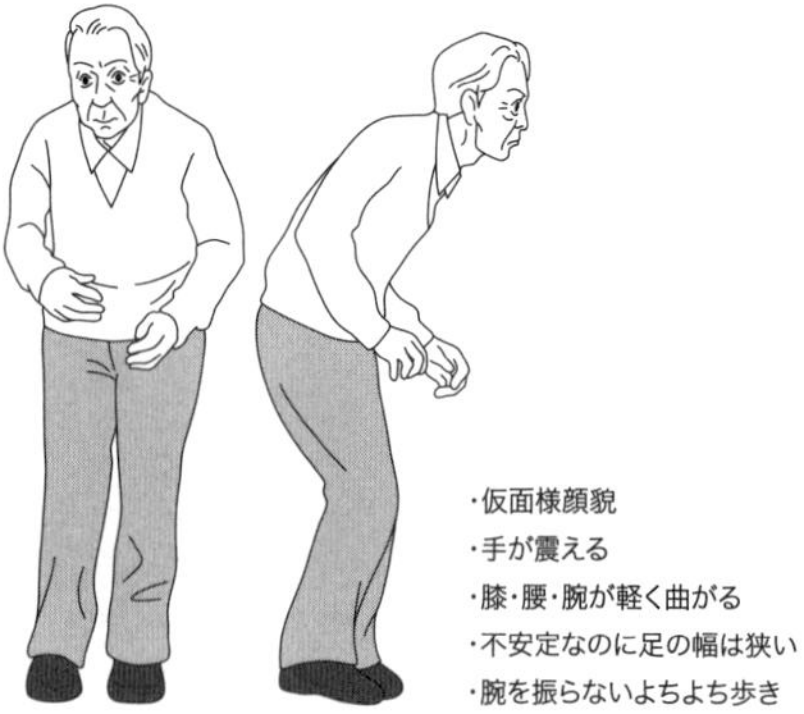

図４－２　パーキンソン病患者の姿勢の特徴。

筋緊張の異常は歩行にも影響します（図４－２）。前かがみで軽く膝を曲げ、腕を振らずによちよちと小股で歩きます。バランスが崩れたときに、動きが遅くなっているためにとっさに対応できず、転んだりします。歩き始めの一歩目がなかなか出ず（すくみ足）、反対に歩き始めると次第にスピードアップし、ついには足がついていけないくらいになり前へ転倒します（突進現象）。しかも、手でかばう動作も間に合わずに顔から突っ込んでいきます。顔も筋の塊ですから表情は硬くなり瞬きも少なく（仮面様顔貌）、声も一本調子になります。便秘や起立性低血圧などの自律神経障害もともないます。このようにＰＤでは、抜けるべき筋の緊張が抜けなくなることから、全身にさまざまな症状を生じてきます。

パーキンソン病の原因と治療

ＰＤの原因は、筋緊張を調節する錐体外路の障害と書きました。錐体外路にはさまざまな脳の構造物が含まれます。そのうちの一つが、中脳にある黒質です。黒質は、その名のとおり解剖して肉眼で見ると黒色に見えます。また、ドパミンという神経伝達物質をつくり、同じく錐体外路を構成する線条体などに連絡します。ＰＤでは黒質の神経細胞が、原因はわかっていませんが、変性・脱落してしまいます。ＰＤ患者の脳を解剖してみると、本来ならば黒色に見えるはずの黒質が薄く抜けて見えます。黒質の神経細胞が減り、線条体などへのドパミンの投射が少なくなることで錐体外路の機能が障害され、筋緊張の調節がうまくできなくなると考えられています。

ＰＤの治療の基本は、薬物治療です。黒質の変性により減少したドパミンを、薬で補ってあげることです。ドパミンを内服すると、ＰＤのもろもろの症状がみるみるうちに改善します。患者も家族も大変喜び、飲めば飲むほどよく効くためさらに多くの薬を求めます。しかし、ドパミンの効果は早期に効かなくなります。よく効くからとどんどん処方すると、早期に最大量に達してしまい、それ以降は打つ手がなくなってしまいます。ですからＰＤのフォローに際しては〝八割をもってよしとする〟ことを患者と家族に理解していただけるよう、説明しています。ドパミンの薬をめぐる物語は、ロバート・デ・ニーロ主演の『レナードの朝』という映画にくわしいです。ぜひ一度、ご覧になってください。

パーキンソン症候群

黒質からのドパミンの分泌が減少するのがPDの原因と書きました。その受け手である線条体が障害されてもPDと同様の症状が生じてきます。このように、PDとは原因が異なるもののPDと同様の症状を起こしてくるものをまとめて、「パーキンソン症候群」あるいは「パーキンソニズム」と呼びます。パーキンソン症候群には、線条体などの脳梗塞が原因の血管性パーキンソン症候群、塗装業などで用いられるマンガンの中毒によるもの、さらに抗うつ剤などの副作用による薬剤性パーキンソン症候群などがあります。これらはドパミンの分泌自体が減っているわけではないので、ドパミンを内服してもそれほど症状は変わりません。血管性ならば脳梗塞の再発防止とリハビリ、中毒性ならば原因物質の除去、薬剤性ならば原因薬剤の中止が必要です。

とくに注意が必要なのは、薬剤性パーキンソン症候群です。抗うつ薬などの、精神科でおもに用いられる薬が薬剤性パーキンソン症候群を起こしやすいことは、よく知られています。しかし、ある種の胃薬や降圧剤が薬剤性パーキンソン症候群を起こすことがあることは、あまり知られていません。しかもこれらの薬は長期にわたって処方されることが多いです。私も以前、知り合いの医師から自分の母親がPDになったからと診察依頼を受けましたが、実はその医師が長年処方していた胃薬が原因であったという経験をしました。医師でさえ、そうと気づかぬうちに、自分の親に薬剤性パーキンソン症候群を起こしてしまうことがあるのです。薬剤性パーキンソン症候群は、原因薬剤を中止すればほとんどの例が数か月ほどで回復します。しかし薬剤の使用期間が長期になれば、完全には回復しないこともあります。ＰＤが疑われた場合には、早い段階で一度は神経内科専門医を受診することをお勧めします。

二　パーキンソン歩行に対する音楽療法

これまでの報告

ＰＤでは、錐体外路系の障害により筋緊張の調節ができなくなり、さまざまな運動症状が生じることをお話してきました。ＰＤでみられる特徴的な歩行を「パーキンソン歩行」と呼びます。すくみやよちよち歩きのパーキンソン歩行を示すＰＤ患者は、床に平行線を引くとすたすたと大股でスムーズに歩けるようになります。この現象は一九四〇年代に報告され、医療者にもよく知られており、たとえば自宅の廊下にマジックテープを三〇センチメートルくらいの幅で平行に貼ることで、患者がトイレに行きやすくするなどの対策法として利用されています。しかし、なぜ平行線がパーキンソン歩行を改善するかについては、まだわかっていません。ＰＤでは内的リズムが障害されており、床の平行線がいわば〝視覚性リズム〟としてはたらいたので歩行が改善したと考える研究者もいます。[1]

音楽のリズムも同様の効果をもつことが期待され、これまで音楽聴取やメトロノームに合わせて歩くことにより、パーキンソン歩行が改善することが報告されてきました。[2][3] このリズムによる聴覚刺激（ＲＡＳ：rhythmic auditory stimulation）は、歩行のようにもともとリズムを有する運動に対し用いられる療法の一つで、メトロノームや二拍子または四拍子の楽曲を提示することにより、歩調や歩幅、速さなどへの手がかり（cue）を与え、歩行を改善します。九〇年代末から二〇〇〇年代にかけて米国のタウトらのグループによって導入されました。その最初の報告は一九九六年になされました。[4] ＰＤ患者に対しメトロノームでリズムを協調した馴染みの曲を用いて歩行訓練を三週間行ったところ、歩行スピード、歩数、歩幅が有意に改善しました。さらに翌一九九七年の報告では、ＰＤ患者にルネサンス様式の曲を用いてＲＡＳを行ったところ、歩行に改善を認めています。[5] これらの報告を皮切りに、ＰＤに対する音楽療法の報告が数多くなされるようになりました。最近の複数のシステマティック・レビューにおいても、その有効性は確認されています。[6][7] ＲＡＳとそれに類似する方法を用いた音楽療法は、ＰＤの歩行障害に対する有効性が確立しており、日本の「パーキンソン病治療ガイドライン２０１１」にも記載されています。コクラン・ライブラリーでもＲＡＳの有効性は示されていますが、臨床場面で推奨されるためには無作為化比較試験（RCT）によるさらなる研究が必要とも記されています。さらに近年では、ダンスを用いた音楽療法がPD患者の発話にも有効であったというレビューも出現しています。[8] PDへの音楽療法は、未開拓の多くの領域が残されているといえます。

メンタル・シンギングを用いた音楽療法

私は、患者自身の歌唱を用いたパーキンソン歩行に対する音楽療法を施行し、有効性を報告しました。[9] 対象は、PD患者八名（男：女＝五：三、罹病期間二〜八年、平均年齢六四±九歳、PDの重症度を五段階で表すHoehn & Yahr Ⅱ〜Ⅲ度、全例抗PD薬内服中）に対し、童謡「うさぎとかめ」のCDと歌詞カードを用いて以下の訓練を行いました。

①CDを聴く
②聴きながら手拍子を打つ
③唄う
④唄いながら手拍子を打つ
⑤唄いながら足踏みをする
⑥口ずさみながら歩く

⑦心の中で唄いながら（mental singing）歩く

訓練施行前後の歩行をビデオに記録し、歩行状態の変化を比較するとともに、患者の内観を聴取しました。その結果、定性的評価ではすくみや小股・突進、摺《す》り足などに改善がみられ、とくに方向転換がスムーズになりました。患者の内観では、足が出やすくなった、腕振りが容易になった、歩行の速さが一定になったなどの印象が得られました。定量的評価では、五メートルの歩行と方向転換に要する時間・歩数ともに有意に改善しました（表４－２）。また、訓練前は症状の強い側とそうでない側とで、一歩に要する時間にばらつきがありましたが、訓練後にはほぼ一定となりました（図４－３）。患者は、「歩いていて歩行が変になったら、心の中で〝うさぎとかめ〟を唄って調子を戻す」というように、日常生活での対応手段として活用していました。また、どの患者も三〇～四〇分間の一度の訓練でこの方法をマスターできました。

ＰＤ患者は、同時に二つの動作を行う、いわゆる二重課題（dual task）の遂行が苦手です。たとえば、右手でライターの灯をつけながら椅子から立ち上がるなどです。それぞれの動作は問題なくできるのに、両者を同時に行うように指示された途端できなくなるのです。これは、ＰＤ患者では脳内で一度に処理できる情報の容量が減少しているためと考えられています。つまり、鳴っている音楽に歩行を合わせるという、

表4-2　メンタル・シンギングを用いた音楽療法によるパーキンソン歩行の変化

5 m 直進歩行				
	時間（秒）		歩数（歩）	
	前	後	前	後
平均	6.63±5.90	5.90±1.14	11.9±0.78	10.6±0.86
p 値	0.008		0.008	
方向転換				
	時間（秒）		歩数（歩）	
	前	後	前	後
平均	2.82±0.65	2.41±0.61	5.0±1.0	4.0±1.0
p 値	0.008		0.02	

p 値：有意確率。

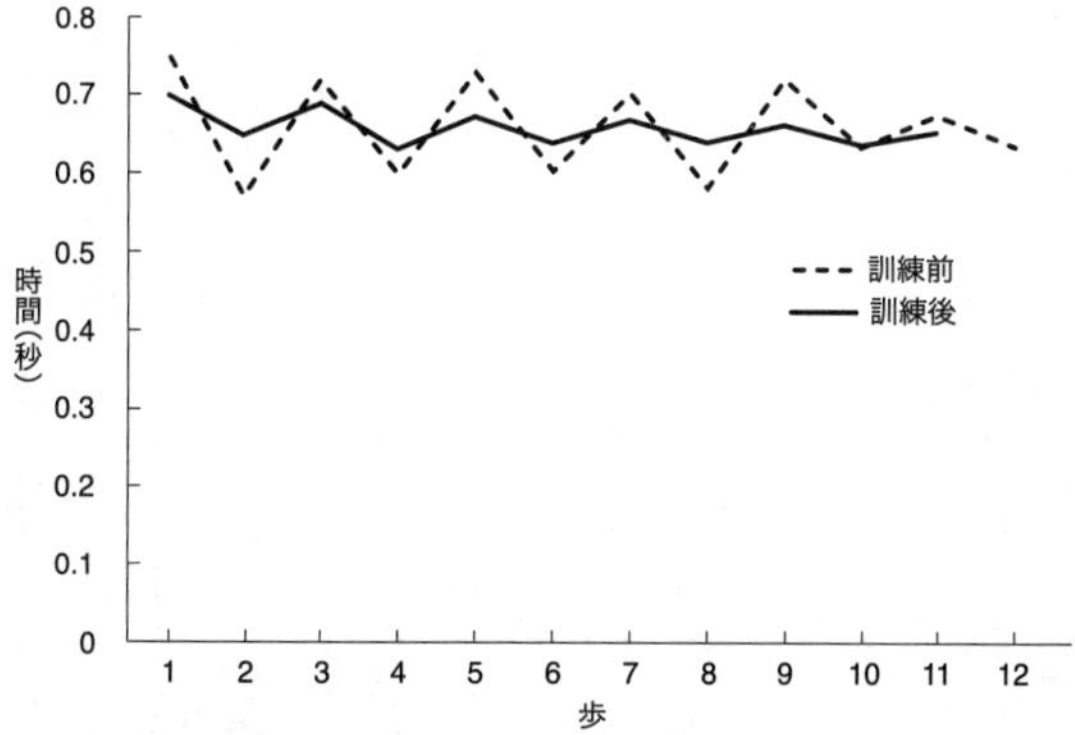

図4-3　直進歩行時の1歩ごとの所要時間。訓練前には1歩ごとにグラフがギザギザしている。すなわち、1歩ごとに要する時間が左右で異なる。訓練後にはグラフがなだらかになっており、歩数も11歩と、同じ距離を1歩少なく歩いている。

これまでパーキンソン歩行に対する音楽療法で用いられてきた方法は、PD患者にとって難易度が高いことを示唆しています。また、各患者により最適の歩行速度は異なり、施療者により提示された楽曲のテンポがそれに一致しているとは限りません。さらに、歩行の調子が悪くなったときに、近くにラジカセなどの音楽再生機器があることはまれです。メンタル・シンギングを用いた私の方法は、患者自身の歌唱により歩行の改善を導き出している点が特徴です。患者は時と場所を選ばず、自由にテンポを設定して、歩行の cue を得ることができます。DOJIN選書として本書が出版されて半年後、九州のご婦人から編集部にお手紙をいただきました。PDを患うご主人が家の中でもなかなか歩けずに苦労していたのが、メンタル・シンギングを用いたらスムーズに歩けるようになった、一言お礼をいいたい、という内容でした。この方法はその汎用性、簡便性から、パーキンソン歩行を呈する多くの患者に有用であると考えられます。

リズム認知の脳内メカニズムと音楽療法の効果

リズム認知の脳内メカニズムを調べたPETによる脳賦活化実験を紹介します。私は、ハ長調・四分の四拍子で二四小節からなるメロディを作曲し、若年健常者に次のふたとおりの聴き方で聴いている際の脳血流を測定しました。

①リズムに注目して聴く
②音色に注目して聴く

メロディのところどころにシンコペーション（♪♩♪：タ・ターン・タというリズム）を設け、被験者にはあらかじめシンコペーションについて説明し理解してもらいました。また、メロディを演奏する音色を途中でピアノからバイオリン、クラリネットなどに変更しました。被験者は、①ではシンコペーションのリズムが出てきたら、②では音色が変わったら右手の人差し指で合図をしてもらい、課題施行のモニタリングとしました。得られた脳血流データについて、リズムに注目して聴いている際の脳血流から音色の際のそれを引き算し画像化しました（口絵⑤）。その結果、両側の線条体と、両側前頭葉内側面、左上側頭回に活動の亢進《こうしん》がみられました。線条体は錐体外路系に属し、上側頭回は音の情報の分析に、前頭葉内側面は運動の開始に関与します。以上より、リズムを認知する際には、線条体の活動が高まることがわかりました。

これらのことから、パーキンソン歩行への音楽療法の効果は、どのような機序でもたらされていると考えられるでしょうか？　ＰＤでは、黒質の変性により線条体の機能が低下しています。線条体はリズム認知に関与するため、ＰＤでは歩行時のリズムの産生が障害され、すくみ足や突進歩行などのパーキンソン歩行を呈していると予想されます。リズムを用いた音楽療法は線条体を刺激することにより、ＰＤ患者での機能低下を補い、リズムやひいては歩行の改善に役立ったと考えられます。

音楽療法がＰＤで障害された脳内ネットワークをバイパスするのではないかという意見もあります[10]。聴覚系の特徴として、刺激が与えられてからの反応時間が二〇～五〇ミリ秒で、視覚や触覚よりも速いこと、時間的周期性の検出に優れていることがあげられます。通常の運動では小脳から線条体を介する神経ネットワークがはたらいています。それに対し、外的な手掛かり（cue）による運動では、線条体を介さないルートで運動がなされると考えられています。その結果、音楽の拍やリズムは、ＰＤで障害された線条体をバイパスして運動を成立させることにより、歩行を改善させるのではないかと推測されています。

ＰＤの治療の中心は薬物療法です。しかし、日々の生活の中で音楽療法が果たせる役割は小さくありません。方法論も大方は固まってきているように思います。患者会などが中心となった現場での活用が期待されます。

●この章のまとめ●

ＰＤはペーシングの障害と、その結果としての歩行障害を呈するため、音楽の拍やリズムが歩行の手がかりを患者に与え、パーキンソン歩行の改善に役立てられてきました。私が行ったメンタル・シンギングを用いた方法は、時と場所を選ばずに歩行を整えられるので、汎用性に優れています。パーキンソン歩行に対する音楽療法の有効性は、エビデンスとして確立しているといってよいでしょう。

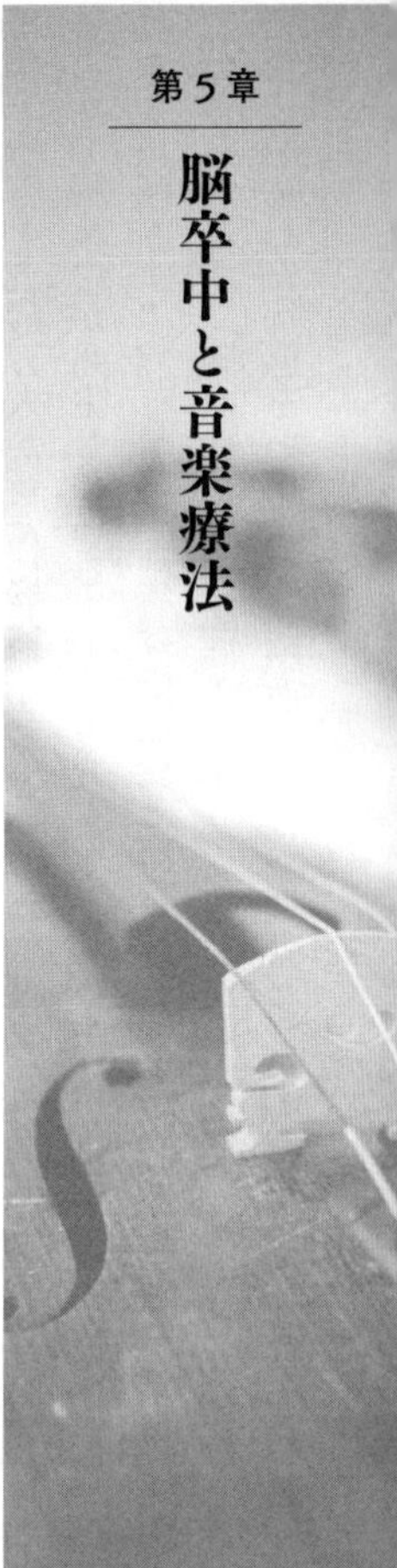

第5章

脳卒中と音楽療法

脳卒中については、第3章でも触れました。ここでは、脳卒中によるもっとも目立つ症状である麻痺を中心に、これまでの音楽療法の取り組みについて紹介します。現在、日本人の死因の一位は癌、二位は心疾患、三位は肺炎で、脳卒中は四位です。しかし受療率をみると、これらの疾患の中では脳卒中がダントツの一位です。つまり、癌は治癒するかあるいは残念ながら進行して死亡するかという経過をとる患者が多いのに対し、医学の進歩により脳卒中で亡くなる患者は少なくなりましたが、その後も何らかの不調や障害を抱えて医療機関にお世話になっているひとが多いということです。脳はいったん障害されると完全にもとどおりになることは、現在の医学では不可能です。後遺症を抱えつつも、ときには何十年も日常生活を送らなければなりません。そのような中、音楽を活用した訓練は、身体機能の維持に寄与できると期待されています。

一　脳卒中とはどのような症状か

分類と症状

脳卒中（stroke）とは、脳血管の閉塞（梗塞）や破綻（出血）により脳が損傷を受けた状態です。脳溢血《のういっけつ》ともいいます。脳には局在があり、特定の脳部位が特定の機能を担います。障害を受けた部位によりさまざまな症状が生じますが、もっとも一般的で素人がみてもはっきりしているのが手足の麻痺です。大脳の運動野は反対側の手足の動きをつかさどることから、脳の障害ではふつう、片方の手足の麻痺（片麻痺）がみられます。逆にいうと、両下肢が麻痺している場合には、脳ではなく脊髄が侵されている可能性が高いです。

脳卒中の患者数について正確な統計はなく、全国に一五〇万～三〇〇万人が存在し、毎年三〇万～五〇万人が新たに発症するといわれています。一～二分に一人、日本のどこかで脳卒中が発生していることになります。脳卒中は、脳梗塞と脳出血に大別されます（図5－1）。さらに前者は脳血栓と脳塞栓、後者は脳内出血とくも膜下出血に分けられます。脳血栓は、動脈硬化により次第に血管の内側が狭くなり、ついには完全に閉塞した状態をいいます。脳血栓には、頸《けい》動脈や中大脳動脈などの主幹動脈に

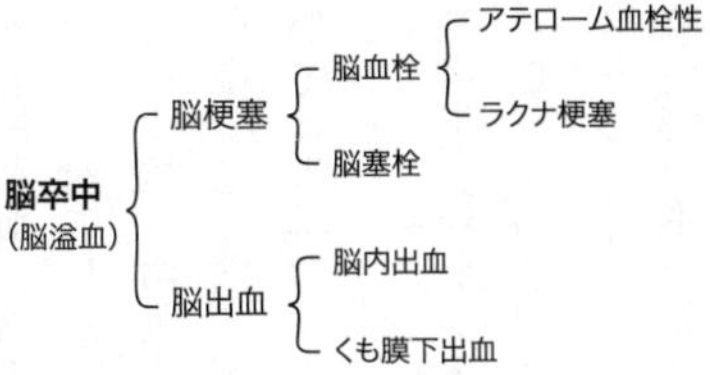

図5-1　脳卒中の分類。

生じるアテローム血栓性梗塞と、主幹動脈から分岐して脳の深部に至る細い動脈が閉塞したラクナ梗塞があります。脳塞栓とは、塞栓子といわれる物質が流れてきて動脈を閉塞させることにより生じます。不整脈などで血液が淀むようになった心臓の中に血の塊ができ、それがはがれて血流にのって動脈の末端を閉塞させる心原性脳塞栓が代表です。脳内出血の多くは高血圧が原因で、好発部位が決まっています。被殻、視床、小脳、橋《きょう》の順に多いです。くも膜下出血は、動脈瘤《りゅう》が破れて脳の表面に沿って出血が生じたものです。発症一～二週間後に動脈が異常な収縮（脳血管攣縮《れんしゅく》）をきたし、症状がさらに増悪することがあります。

　脳卒中の代表的な症状は麻痺です。障害側と反対側の上下肢と顔の下半分が思うように動かなくなります（顔の上半分は両側の大脳から支配されるため、片方の大脳半球の障害では保たれます）。病巣の部位と大きさによって、麻痺が上・下肢、遠・近位のいずれに強いかが決まります。手は細かな動きを担うため、軽度の麻痺でも日常生活に多大な支障を生じます。下肢の中等度以上の麻痺では、歩行が困難となり、場合によっては装具などが必要となります。

麻痺が喉頭・咽頭に及ぶと、言葉の発音や食べ物などの飲み込みが不自由になります（構音・嚥下《えんげ》障害）。この場合、発話の不明瞭さが構音障害によるものか、失語症によるものかを峻《しゅん》別しなければなりません。リハビリの方法がまったく違ってくるからです。構音障害では、発音は不明瞭でも音の選択は正確にできます。また書字は正しくでき、話し言葉の理解も良好で、文字盤などの使用が役立ちます。一方の失語症では、脳に蓄えられていた言語そのものが崩れているので、音の選択自体を間違え（錯語）、書字もできません。話し言葉の理解も障害され、文字盤も無効です。そのため言語訓練が必要となります。嚥下障害については、食物形態や摂食時の姿勢の工夫などで対応します。それでも誤嚥により肺炎を繰り返すときには、チューブを通して胃に直接、流動食を送り込む経管栄養や胃瘻《いろう》などが必要となる場合もあります。臨床現場では、構音・嚥下障害、失語症は言語聴覚士がリハビリを担当し、身体運動については理学療法士、作業療法士がリハビリを行います。

脳卒中が起こる要因

脳卒中の危険因子は、高血圧、糖尿病、脂質代謝異常症など、いわゆるメタボリック・シンドロームといわれるものです。そのためこれらの適切なコントロールにより、脳血管障害の発症は予防できます。

血圧は、収縮期一三〇ｍｍＨｇ未満、拡張期八〇ｍｍＨｇ未満にすることが推奨されています。外来で内服治療を受けている高血圧患者のうち、適切にコントロールされているのは三分の一に過ぎないといわれています。血圧は一日の間でも変動し、なかには医師の前に出ると緊張して上昇するひとがいますので（白衣高血圧）、起床時の血圧が指標としてもっとも有用です。一時期、血圧を下げると脳血流が減り、かえって脳梗塞を増やすというＪカーブ説がいわれたことがありましたが、近年の研究では否定されています。

糖尿病患者の血糖コントロールの指標として、Ｈｂ－Ａ１ｃ（ヘモグロビン－エーワンシー）が用いられています。Ｈｂ－Ａ１ｃは、測定時点からさかのぼって数か月間の血糖の状態を表します。すなわち、仮に血糖値自体は正常であってもＨｂ－Ａ１ｃが高値であるならば、過去数か月間、患者の体は高血糖状態にさらされていた、つまり血糖コントロールが不良であったことを示しています。高齢者になると、若干コントロールを緩くしたほうが、生存率が伸びるとの報告もあります。

脂質代謝異常症はコレステロールの上昇、なかでも悪玉といわれるＬＤＬ－コレステロールの上昇が問題です。

これらはまとめて生活習慣病と呼ばれ、食事内容や味の好み、運動習慣の有無などが大きく影響します。薬物治療だけでなく、栄養士や保健師による生活指導が重要です。

このほかの脳卒中の危険因子として、不整脈や心機能低下があります。流れている血液は固まりません。言い換えると、血流が低下し淀みが生じると、血液は容易に固まります。不整脈や心機能低下があると、心臓内で血液が淀んで固まり、血栓を生じます。その血栓が何かの拍子にはがれると動脈の血流にのり、さまざまな臓器で血管を閉塞させて梗塞を起こします。とくに、心房細動による脳梗塞は、高齢者にしばしばみられます。過去五〇年間、治療薬としてはワーファリンのみでしたが、頻回の採血による効果のチェック、納豆や青色野菜の摂取制限など手間や制限がかかり、なかなか良好なコントロールが得られませんでした。近年、それらの制限のない新しい薬剤が開発され、心房細動患者の脳梗塞予防は変革期を迎えつつあります。

治療方法

脳卒中の治療は、梗塞か出血か、あるいは急性期か慢性期かによって異なります。脳梗塞は、発症後四時間半以内で種々の条件に合致すれば、血栓溶解療法の適応となります。治療が成功すれば、これまでなら重度の麻痺で寝たきりになっていたような患者が、後遺症なく歩いて退院できるようになりました。血栓溶解療法の登場は脳梗塞急性期の治療を一変させましたが、その適応となるのは全梗塞患者の一割未満といわれています。血栓溶解療法の適応とならなかった患者は、血を固まりにくくする薬を用いて再発を予防します。同時に、梗塞で死んでしまった組織の周辺にあり、機能は低下しているものの壊死《えし》には至っていない領域（ペナンブラ）を少しでも保存するために、よほどの高値にならない限り血圧も下げません。慢性期になると、再発予防薬の投与と、危険因子のコントロールを行います。

脳内出血の治療は、出血の量に依存します。脳は頭蓋骨という固い入れ物に入っています。出血が生じると、新たに血腫の分だけ容積が増えます。頭蓋骨内の容積は決まっているため、血腫は周囲の脳組織を圧迫します。はなはだしい場合は、脳幹を頸髄の方向に向かって圧迫し（脳ヘルニア）、延髄に存在する呼吸中枢が障害され死に至ります。被殻や視床の出血では一般的には三〇ccを超えると手術適応となります。手術により血腫を取り除き、脳の圧が高まるのを防ぎます。

くも膜下出血は〝突然バットで殴られたような頭痛〟で発症します。激しい頭痛と嘔吐で、意識を失うことも多いです。治療は、出血の原因となった動脈瘤を外科的にクリップで止めたり、血管内手術で瘤の内部に詰め物をして出血を止めたりします。いずれも、緊急手術の適応です。

脳卒中に対しては、リハビリテーションも重要です。一昔前は、全身状態が安定してから開始することが一般的でしたが、最近は入院したその日から行うことが推奨されています。また、全身状態が落ち着いたらできるだけ早く、リハビリ専門病院に転院することが勧められます。そこには、各種療法士が大勢勤務しており、恵まれた環境のもと週末や祝日を含む三六五日、リハビリを受けることができます。今後はｉＰＳ細胞をはじめとする再生医療による治療も期待されています。

二　麻痺や運動機能に対する音楽療法

コクラン・ライブラリーは、脳卒中を含む脳損傷に対する音楽療法について記載しています。それによると、第4章で述べたリズムによる聴覚刺激法（ＲＡＳ）が歩行障害に有効とされています[1]。また上肢の機能への訓練効果については、質の高い研究が少なく現時点では評価が不可能で、大規模なＲＣＴが求められると結論しています。二〇一六年に掲載されたＲＡＳについてのメタアナリシスでも、歩行速度や歩幅、歩調に対する有効性が報告されています[2]。

脳卒中に対する音楽療法の報告は、従来は症例報告ないしはコントロール群の置かれていない観察研究がほとんどでした。コントロール群を有し、定量的指標で効果を検討した報告がなされるようになったのは、二〇〇〇年代以降です。たとえばシャウアーとマウリッツは、踵《かかと》が接地すると音を発する装置を用いて、音楽を聴きながら歩行練習したときの効果をコントロール群と比較しました。[3] 脳卒中発症後一～二か月の患者二三名を二群に分け、介入群には上記装置を装着し、患者の歩行速度に合わせた音楽に患者の歩調（cadence）が重なって聴こえるようにしました。三週間にわたり一五回のセッションを行った結果、介入群では歩幅、歩行リズムの左右対称性、歩行スピード、接地した足裏での体重移動が有意に改善しました。報告者はこれを、音楽に合わせて運動の結果がフィードバックされたためと考え、musical motor feedbackと呼んでいます。

脳卒中に対する音楽療法については、方法論や評価法はまだ一定していませんが、いずれの報告も大きな可能性を秘めています。二〇一六年末時点での脳卒中による上肢の麻痺に対する音楽療法の報告をまとめました（巻末資料①参照）。以下、おもな報告について解説します。

楽器を用いた訓練は上肢の麻痺を改善する

対象設定の適切さ、評価法の厳密さから、この分野における記念碑的論文というべき報告を紹介します。[4] 共著者であるアルテンミュラーは神経内科医で、神経科学と臨床に根ざした音楽療法関連の研究を数多く報告しています。シュナイダーらは、上肢の麻痺に対し楽器を用いた訓練を行いました。上肢の麻痺がある脳卒中患者二〇名

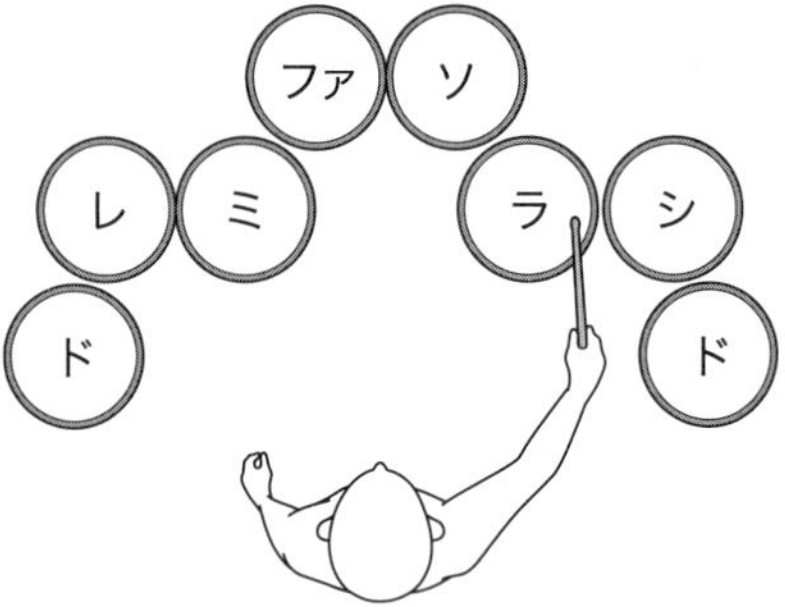

図5-2　シュナイダーが用いた電子ドラムのセッティング。最近の電子ドラムは、ばちで叩くといろいろな楽器の音を出すように設定できる。八つの電子ドラムを1オクターブのピアノ音（ドレミファソラシド）に設定し、患者はよく知っているメロディを演奏するよう求められた。

（左一〇名、右一〇名：楽器訓練群）に対し、MIDI-ピアノとピアノ音を出す電子ドラムパッド（図5-2）を用いて、最初は麻痺肢のみ、続いて両上肢を用いた訓練を一回三〇分、三週間にわたって一五回、通常の訓練に加えて施行しました。MIDI-ピアノは手の巧緻運動、電子ドラムは上肢近位筋の訓練を目的とします。

最初は単一の音を鍵盤かドラムパッドで叩くという課題から始め、次第に難易度を増していき、もっとも難しいレベルでは童謡や民謡の始まり部分と五〜八音からなるメロディを麻痺肢で演奏してもらいます。コントロール群は、同様の麻痺がある脳卒中患者二〇名（左一〇名、右一〇名）に対し、同じ期間、通常の訓練を行います。評価法として、運動分析システムを用いたコンピュータによる三次元方向での運動の解析と、一般臨床で用いられる確立されたテストを用います。その結果、楽器訓練群では運動のスピード、正確性、スムーズさが有意に改善しました。シュナイダーらはこの訓練を music-supported training（MST）と呼び、その効果について、運動の結果が音として同時にフィードバックされることにより、患者は自分の運動をより適切にモニタリングし修正しやすくなったためと考察しています。

この方法はいくつかの点で優れています。まず、楽器としてピアノ音を出す電子ドラムを用いたこと。メロディを演奏するためにはピアノやキーボードを用いるのがふつうですが、それらの鍵盤は小さく、細かな指の分離運動を必要とするため、麻痺や運動障害のある患者に演奏は困難です。電子ドラムは太鼓面が大きく、上肢全体の大きな動きで演奏できることから、麻痺のある患者にとっても施行が容易です。第二に、よく知っている曲を用いることにより、叩くタイミング、言い換えると運動のタイミングが規定されます。そのメロディがメロディらしく聴こえるためには、正しいタイミングで次の音が鳴らされなければならないので、運動の目的が明確になります。第三に、シュナイダーらも述べているように、運動の結果が音として即座に患者にフィードバックされ、運動が意図したとおり上手くできたのか、あるいは遅れてずれてしまったのかをただちに患者は知り、次の音を出す際に自己修正できます。通常のリハビリでは患者へのフィードバックは、動作の終了後にビデオを見せたり、鏡を前に置いて運動をしてもらったりします。しかし、ビデオでは即時のフィードバックはできず、鏡を見ながら同時に目の前の課題を行うのは不可能です。音として運動の結果がリアルタイムでフィードバックされ患者の自己修正に役立てられるのは、楽器を用いた訓練の最大の特徴といえます。

アルテンミュラーらのグループは、上記の訓練を行った際の脳内メカニズムの変化を、さまざまな計測機器を用いて調べています。経頭蓋磁気刺激（ＴＭＳ）は、頭皮の表面から磁気により大脳の神経細胞を刺激し、反応をみる検査です。上記の方法での訓練により、ＴＭＳでの運動・感覚野の反応性がアップしていました。[5] 訓練前後での脳活動の変化を調べると、ｆＭＲＩでは活動領域が拡大し、[6] 脳波でのコヒーレンスが増大していました。[7] コヒーレンス（coherence）とは、二つの脳部位間の脳波の周波数成分ごとの相関関係を表したもので、それが増大したということは脳部位間の結合性が改善したことを示唆しています。つまり、彼らが採用した訓練方法により、実際の運動機能が改善するとともに、大脳の運動・感覚野が再構成され、機能的ネットワークが促進されたことが示されました。

音楽聴取は脳卒中患者の改善を促進する

シュナイダーとならび、脳科学関連の一流国際誌に掲載された脳卒中の臨床における音楽療法の論文です。セケモらは、音楽聴取が急性期の脳卒中患者の認知機能や気分に与える影響について調べました。[8] 左または右中大脳動脈領域の脳卒中患者六〇名をランダムに、音楽群、言語群、コントロール群に分けました。標準的なリハビリに加え、音楽群は患者が自分で選んだ音楽、言語群は物語の音読の録音を、毎日最低一時間、二か月間聴取しました。コントロール群は何も聴きませんでした。

脳卒中発症一週間後をベースラインとし、三か月、六か月後に神経心理検査を行った結果、音楽群はほかの二群と比べて、単語や物語の記憶（言語性記憶）と多くの刺激のなかから目的のものだけに注意を向ける能力〔焦点性注意（focused attention）〕が有意に改善していました。また、音楽群はコントロール群と比べて、うつや混乱した気分（confused mood）に陥る人が少なかったのです。以上より、脳卒中の発症早期から音楽聴取を行うことにより、認知機能の回復を促進し、ネガティブな気分になるのを防ぐことが示唆されました。本研究は、コントロール群だけでなく、同じ時間、同じ感覚モダリティ（聴覚）を通して言語的な刺激を与えた群を設定している点が巧みです。また、治療開始までの時間や脳損傷の大きさ、ベースラインでの全般的な認知機能については群間で差のないことが、あらかじめ確認されています。

自宅療養している慢性期の脳卒中患者に対する音楽療法の有効性

現在、病院でのリハビリは六か月が上限とされています。六か月で区切ることの医学的妥当性は議論の余地があり、もっぱら医療費削減のためとする意見もあります。六か月を過ぎると大幅な改善は難しいですが、機能を維持するためには自宅や施設での何らかの訓練が必要です。

自宅療養している慢性期の脳卒中患者に対する音楽療法の有効性を調べた研究があります[9]。発症から半年以上経過した脳卒中患者三三名を、ランダムに実験群一六名とコントロール群一七名に分けました。実験群にはＲＡＳを週二時間、八週間にわたり施行し、コントロール群には通常のケアを行いました。ＲＡＳは、手をつないで歌を唄ったあと、リズムに合わせて全身運動をしたり座ったり歩いたりし、さらに打楽器を演奏しました。家庭では少なくとも週三回は行うように求められました。その結果、実験群では運動や柔軟性が改善し、よりポジティブな気分になり、社会性もアップしました。リハビリの重要性は理解していても、日々の生活の中でコンスタントに続けることはなかなか難しいです。音楽療法を用いることにより、慢性期に入ってからも機能の維持・改善が得られうることをこの研究は示しています。

脳卒中に対する音楽療法のこれまでの知見

近年、麻痺に対する音楽を活用した訓練の有効性を示す多くのシステマティック・レビューが発表されています。アルテンミュラーが提唱するMSTについては、上肢機能や運動機能全般を改善すると報告されています。[10][11] 全一六九名を含む五つの報告で音楽聴取が脳卒中後の認知機能や気分に与える影響を調べたレビューでは、認知機能と気分への効果が認められましたが、研究の質と量の不十分さから、臨床場面でルーチンに取り入れるには早いとしています。[12] また、音を用いた訓練ということでレビューすると、腓《ひ》腹筋、前脛《けい》骨筋、大腿《たい》二頭筋の筋力を上昇させ（大腿四頭筋については有意差なし）、下肢全体についてみてもコントロール群よりも有意に良好でした。[13] さらに、聴覚によるリズム提示が脳卒中後の歩行障害にどれくらい有効かを、三八編の論文・全九六八名を対象に解析したところ、歩行速度、歩幅、歩調とともに安定性をも改善していました。[14] 訓練は一回二〇～四五分で週三～五回行われており、この報告では聴覚によるリズム提示は脳卒中後のリハビリに強く推奨されると結論づけています。

脳卒中に対する音楽療法について、現時点で明らかになっていることをまとめると以下のようになります。

①RASは歩行障害に有効
②楽器演奏は慢性期脳卒中患者の運動機能を改善させる
③急性期の脳卒中患者が音楽を聴くことにより、言語性記憶や注意機能、気分が改善する。

この五年間でも多くのシステマティック・レビューが報告されており、研究の質・量ともに向上してきています。脳卒中後の諸症状に対する音楽療法は今後、臨床や福祉場面で広く取り入れられていくものと期待されます。

電子楽器サイミスを用いた上肢のリハビリの試み

音楽を用いた訓練の長所のひとつに、患者が楽しんで施行できることがあげられます。リハビリは辛いです。これまで当たり前にできていたことが、大変な苦労をもってしてもなかなか上手くできません。まるで幼児に戻ったかのように、歩いたり服を着たりするのにも他人の手助けが要ります。辛くても、失われた能力を少しでも取り戻すために、患者は黙々と訓練に励みます。楽器を使うことにより訓練の辛さが少しでも紛れるなら、あるいは正規の訓練時間以外に患者自身が訓練を行う気持ちになるなら、能力の再獲得の大きな助けとなります。また、簡単な楽器で効果が得られたなら、半年間のリハビリ期間を終えて退院してからも自宅で訓練を続けることができます。

私たちのグループは、通常のパソコンやタブレットで演奏可能な電子楽器を用いて、脳卒中後の上肢の麻痺に対して訓練を行いました。[15]

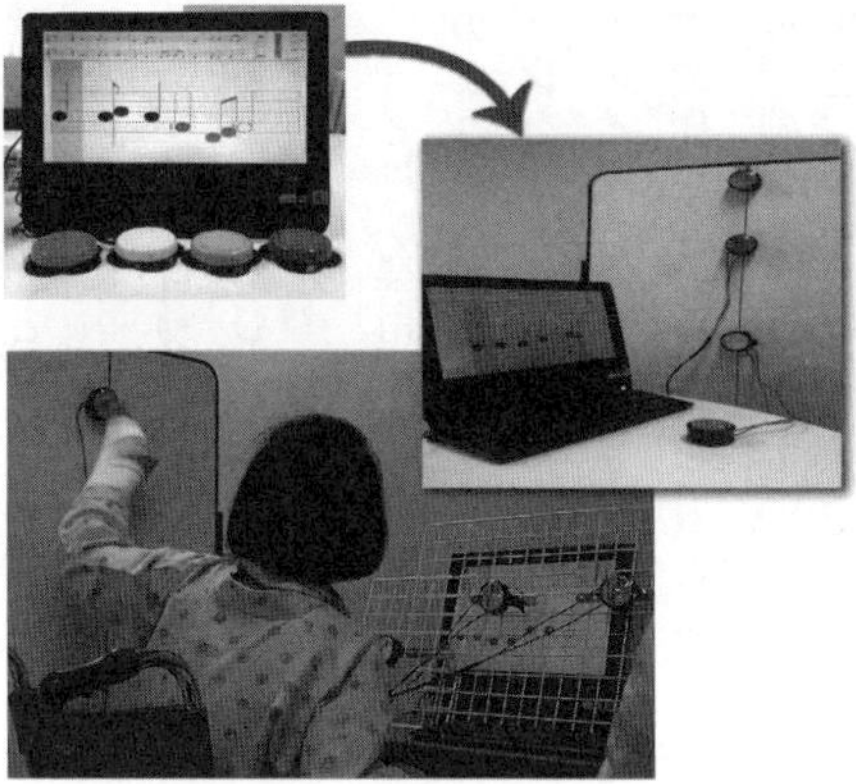

図5-3　電子楽器サイミス（Cymis）（左上）と医療用に改変したCymis（右）。①多様性：磁石つきスイッチ、②経済性：低コスト、③音楽性：楽曲の編曲、楽曲追加の3点を改変。

担当してくれた藤田梨紗さんは音楽療法士で、私の音楽大学の後輩にあたり、私が母校で行った集中講義を聴いて、大学院の修士課程に入学してくれました。素直で熱心で、とても優秀な療法士さんです。彼女が用いたのは、パソコンで動く電子楽器サイミスです（図5-3左上）。サイミスとはCyber Musical Instrument with Score（Cymis）のことで、大阪大学工学部名誉教授の赤澤堅造先生が開発されました。赤澤先生によると、楽器が弾けない自分でも簡単に楽しんで演奏できる楽器をつくろうというのが開発の動機だそうです。サイミスは、パソコンのモニター画面上の音符に指で触れることにより、あらかじめ内蔵された楽曲が演奏されます。最大の特徴は自動伴奏機能です。カラオケは、歌い手が鳴っている伴奏に合わせる必要があるのに対し、サイミスはモニター画面に触れるタイミングに伴奏が合わせてくれます。つまり、自分の好きなテンポとタイミングで演奏が可能です。

もとは娯楽用につくられたサイミスを医療現場で活用するにあたり、藤田さんは次のような改変を加えました（図5－3右）。第一に、磁石付きのスイッチを用意し、ボタンを押すことで演奏できるようにしました。これにより患者の麻痺の程度に合わせてスイッチのセッティングが可能になりました。第二に、そのスイッチは百円ショップで売っている素材をもとにつくりました。福祉器具としてもスイッチは販売されていますが、それは一個八〇〇〇円くらいします。自分たちでつくることで一個五〇〇円程度に抑えることができました。第三に、サイミスに内蔵されている楽曲を訓練用に編曲し、曲も追加しました。研究対象は、脳梗塞発症後数年を経過し、上肢麻痺を呈する患者二名です（表5－1）。両名ともに週二回、外来でリハビリを続けていますが、この一年以上は症状に変化はありません。彼らに個別に一回四〇分・週二回の訓練を五週間行い、その前後で手の運動機能を評価し、日常生活での変化の有無を聴取しました。その結果、両患者ともに訓練後に麻痺手の運動機能が改善しました。患

表5-1　対象患者のまとめ

	性別	年齢	病名	発症後年数	障害の部位	障害の特徴	急性期MRI画像(DWI)	セッティング例
患者A	男	66	脳梗塞	3年	右中大脳動脈	痙縮	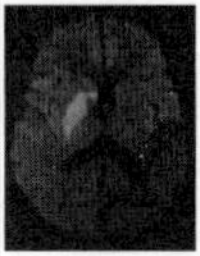	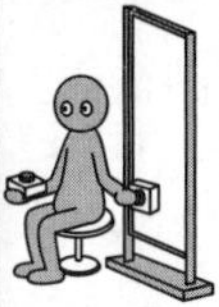
患者B	女	68	脳梗塞	2年	右視床〜内包	疼痛	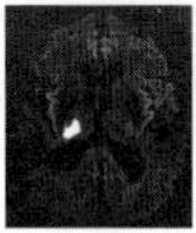	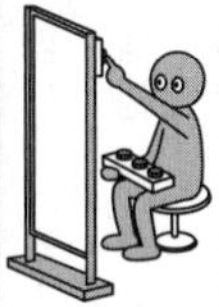

※週2回外来リハビリに通院し、過去1年以上症状は固定

者Aは、それまでは一度に歩ける時間は三〇分が限度だったのが、一時間以上歩けるようになりました。患者Bは、それまで麻痺肢を生活で使うことがなかったのが、気がつくとスーパーマーケットで麻痺肢で商品を手に取ったり、カバンを持ったりするようになりました。サイミスは患者が楽しんで施行可能で、「今日はこの曲を〇回演奏しましょう」と指示するだけで、療法士の手間を取らせません。さらに、ソフトを導入すれば自宅のパソコンでも訓練が可能です。このようにサイミスは、操作の容易さ、現場への負担の軽微さからも、病院でのリハビリだけでなく、退院後の自宅でのリハビリ継続にも役立つと思われます。私たちはさらに、

太鼓やペダル、笛によるスイッチを作成し、上肢近位筋や下肢、呼吸機能のリハビリにも活用していく予定です。

三　半側空間無視に対する音楽療法

左半球の障害により失語症が起こることが明らかになって以降、右半球の認知機能については長い間謎でした。広範に障害されても失語症のような明確な症状を呈さないことから〝ものいわぬ半球〟と呼ばれていた時期もあります。その右半球が担うのが視空間認知です。三次元の空間を認識し、空間内での自分の位置や運動の方向、あるいは自身の体の姿勢の認知にはたらきます。頭頂葉の障害によって生じるのが半側空間無視（ＵＳＮ：unilateral spatial neglect）です。

半側空間無視の症状

世界的に有名な米国の神経心理学者であるケネス・Ｍ・ハイルマンは、半側空間無視を次のように定義しています。半側空間無視とは、大脳半球損傷例の反対側に呈示された刺激を報告したり、刺激に反応したり、与えられた刺激を定位することの障害です。ほとんどが右半球の損傷後に、左半分の空間への無視として生じますので

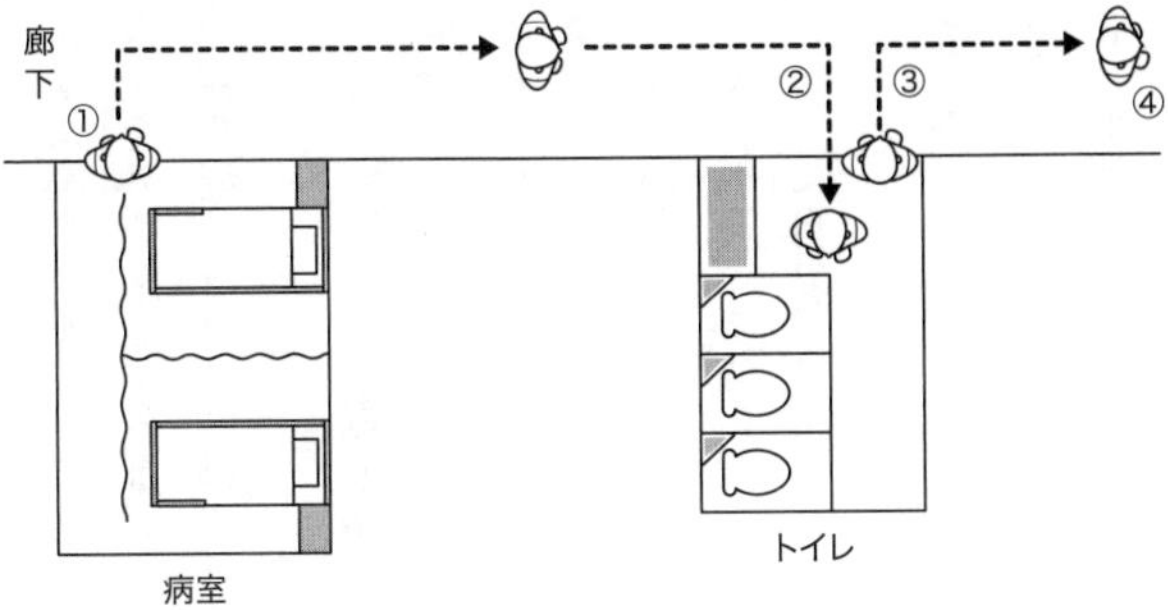

図5-4　半側空間無視の患者がトイレで迷子になる。①病室から出るときは、右側の空間は認知できるので、トイレの方向に曲がることができる。②トイレの入り口は、患者から見て右側にあるので、曲がってトイレに入ることができる。③トイレから出ると、本当は左に曲がって戻らないといけないのが、患者にとっては右の空間しか認知できないので、右に曲がってしまう。④そのまま真っすぐに、病室とは反対側に行ってしまう。

〝左〟半側空間無視と呼ばれることもあります。右半球損傷例の急性期の約三分の一にみられます。半側空間無視を生じた患者にとっては、空間の左半分は存在しません。つまり、患者は右半分の空間だけで生きています。日常生活では、食事の際に皿の中の左側を食べ残します。チャーハンなら山の右半分だけを食べ、左半分は残します。病院食のようにお盆の上に多くのお皿が並んでいる場合には、お盆の右半分に載っている分だけ食べ、左側に載っている皿には手をつけません。女性ですと、顔の右側だけを化粧して左半分は素顔のままでいたりします。また、左に曲がるべき道に気づかずに直進し迷子になります。入院患者が廊下の右にあるトイレに行って、帰ってくるときに左に曲がることができず部屋に帰れなくなります（図5-4）。

以上を外空間とすれば、半側空間無視は自らの体すなわち内空間に対しても生じます。服を着るときに右袖だけに腕を通し、左袖はダラリとぶら下げたまま外出したりします。

もっとも怖いのは車の運転です。脳梗塞はしばしば夜間就寝中に起こります。半側空間無視の責任病巣である頭頂葉は、運動の指令を担う錐体路からある程度離れているため、麻痺をともなわないことがしばしばあります。そうすると朝起きて〝何か頭が重いな〟と感じつつも、手足はきちんと動くので半側空間無視が生じていることに気づかず出勤しようとします。そういった患者が車を運転すると、左側の空間にある電柱や自転車、ときには人にも気づかずになぎ倒したりします。しかも、患者はこれらのことに自分ではまったく気づいていません。

検査方法

半側空間無視は、簡単な机上の検査で検出することができます。線分二等分検査は、白紙に直線を横に引いたものを渡し、患者に真ん中に印をつけてもらうものです。このとき患者は、定規や指は用いず目測で真ん中を決めなければなりません。正常ではだいたい真ん中につけられるのですが、半側空間無視の患者は左半分が認識できないため、印がずっと右寄りになってしまいます（図5-5）。症状が改善してくるとそれにつれて、印も真ん中寄りになってきます。

線分抹消検査もあります（図5-6）。これは、開発者（というほど大そうなものではないのですが）である米国の神経心理学者の名前をとって、「アルバードの線分抹

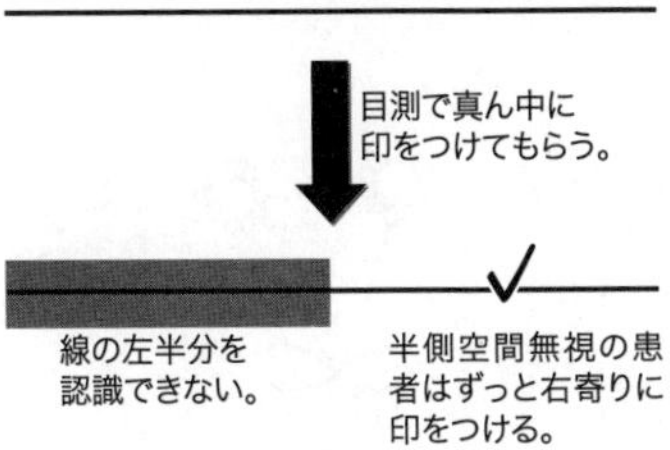
目測で真ん中に
印をつけてもらう。
線の左半分を
認識できない。
半側空間無視の患
者はずっと右寄りに
印をつける。

図5-5　線分二等分検査。症状の改善につれて、✓の位置が真ん中寄りになってくる。

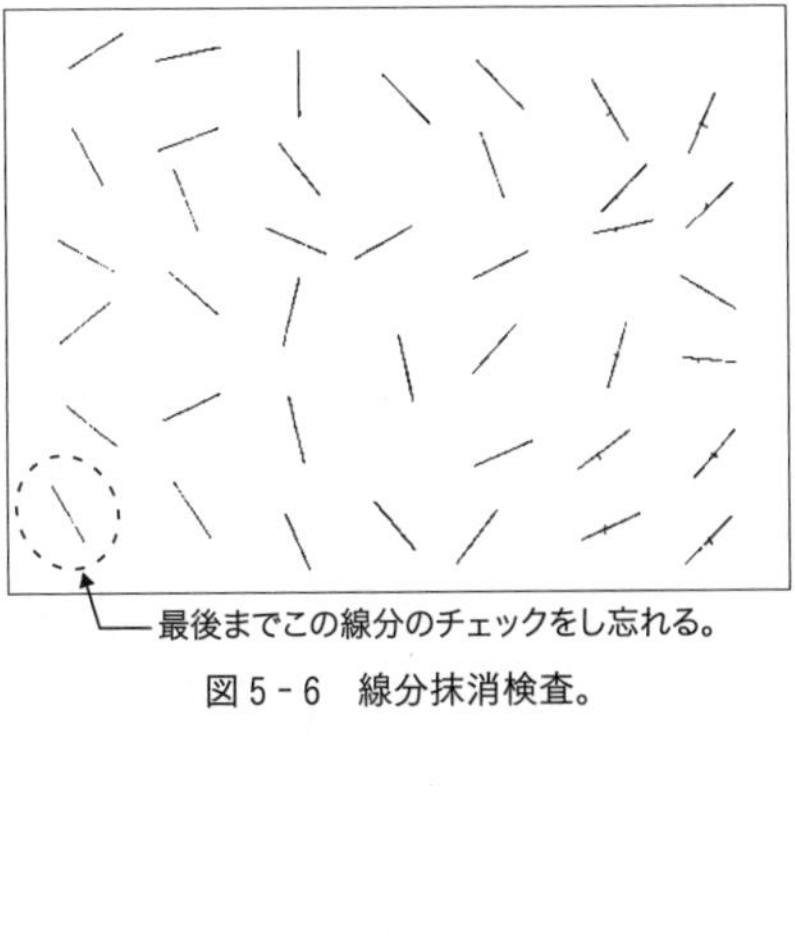
最後までこの線分のチェックをし忘れる。

図5-6　線分抹消検査。

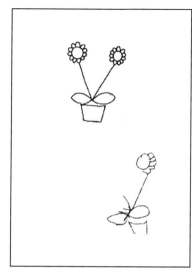

図5-7　半側空間無視の患者が描いた絵。（上）見本、（下）半側空間無視の患者による模写。

消検査」と呼ばれることもあります。紙の上にランダムに短い線分が散らばっています。患者はすべての線分に印をつけるように求められます。半側空間無視の患者は通常、右上の線分から印をつけ始めます。しかし、左側の線分は認識できないため、途中で〝終わった〟と止めてしまいます。線分は全部で四二本あり、チェックをつけた本数により症状の変化を定量的に示すことができます。一番左下の線分が、もっとも最後まで見落とされます。

半側空間無視の症状は、単純な絵の模写でも現れます。図5-7は、見本と患者の模写です。二本ある花のうち、左側の花が抜け落ちています。よく見ると、描かれている右側の花の花びらの左半分も抜けています。半側空間無視は、対象の全体の左半分を認識できないのとともに、構成部分の左半分に対しても生じます。注意すべきは、患者の描画が紙の右寄りにあることです。紙の左側も認識できないため、右寄りに描かれたためです。神経心理学はよく〝紙と鉛筆の学問〟といわれますが、それがもっともよく発揮されるのが半側空間無視の診断においてです。

半側空間無視は、経験を積んだ神経心理学者がみると、患者が座っている姿だけでおおよそ診断が可能です。患者が椅子に座っていると、左半分の空間は患者にとっては存在しないので、残る右半分の空間に体と頭を向けて座ります。

解剖学や視覚に造詣の深い読者でしたら、視野の障害と半側空間無視は同じではないか、との疑問をもつかもしれません。目の網膜に入った光の情報は、最終的には後頭葉に到達します。一方の後頭葉の視覚野が障害されると、反対側の視野が両目で障害されます。これを半盲といいます。たとえば、右後頭葉が障害されると、左右両方の目の左半分の視野が見えなくなります（左半盲）。一見すると半側空間無視と似ています。視野検査をするとどちらも左半分に提示された刺激には反応せず、プリントアウトされた結果はほぼ同じです。

では、両者は同じなのでしょうか？　答えは否です。まず、半側空間無視と半盲は、それぞれ独立して生じます。視野はまったく保たれているのに半側空間無視のある患者もいれば、逆に半盲があるのに半側空間無視のない患者もいます。第二に、半側空間無視の患者は、自分が左半分の空間を認識できていないという意識（病識といいま

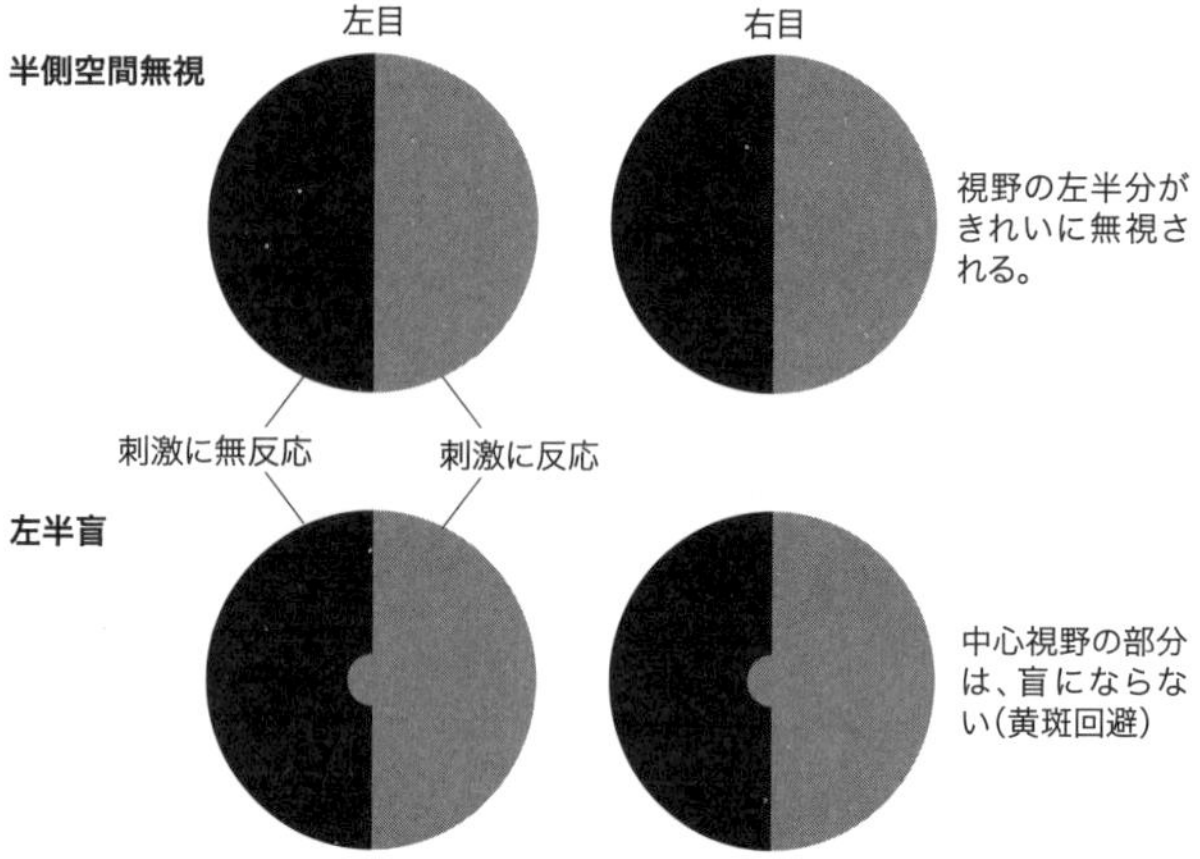

図5-8　半側空間無視と左半盲の視野検査の結果。

す）がないのですが、半盲の患者は視野が狭くなったことを自覚しています。第三に、座っている患者の姿勢が異なります。半側空間無視の患者は先ほど述べたように、頭と体を右側に向けて座っています。一方で半盲の患者は病識があるため、残っている視野の真ん中で対象を捉えようとします。つまり、右後頭葉の障害で左半盲を生じている患者は、残る右半分の視野の真ん中で対象を見ようとしますので、頭と体を左側に向けています。そして第四に、視野検査の結果も詳細に検討すれば両者で異なります。視野の中心部は中心視野といい、もっとも解像度が優れはっきり見えるところです。中心視野の情報は、両側の後頭葉の視覚野に入力されます。つまり、片側の後頭葉が障害されても他方が保たれていれば、半盲が生じても中心視野の部分だけは丸く保存されるのです（黄斑回避といいます）。一方で、半側空間無視の患者にはそのようなことはなく、きれいに定規で引いたように視野が半分見えなくなります（図5－8）。詳細な視野検査をすれば、半側空間無視と左半盲を鑑別できます。

なぜ半側空間無視は発症するのか

半側空間無視の発症機序はいまだ不明です。〝空間の半分〟という定義も、何に対しての半分かという問題があります。空間そのものに対しての左半分を無視するのか、患者本人を基準としての左半分の無視なのか、という問題です。前者ならば、図5－7の花の絵のように、図の全体を見ているときは左の茎が抜け、花だけを見ているときは右の花の左半分の花弁が抜け落ちます。後者ならば、患者の左右を決める軸のようなものを想定する必要があります。その軸は一般に、地球による引力あるいは重力と考えられています。つまり、地球の中心に向かう重力の方向を軸に、人が左右の空間を決めているという考え方です。後者の真偽を確かめるには、無重力状態――たとえば宇宙空間――で半側空間無視の症状がどのように変化するかを調べるとわかりますが、それは大変困難です。以下に、現在考えられている代表的な発症機序について紹介します。

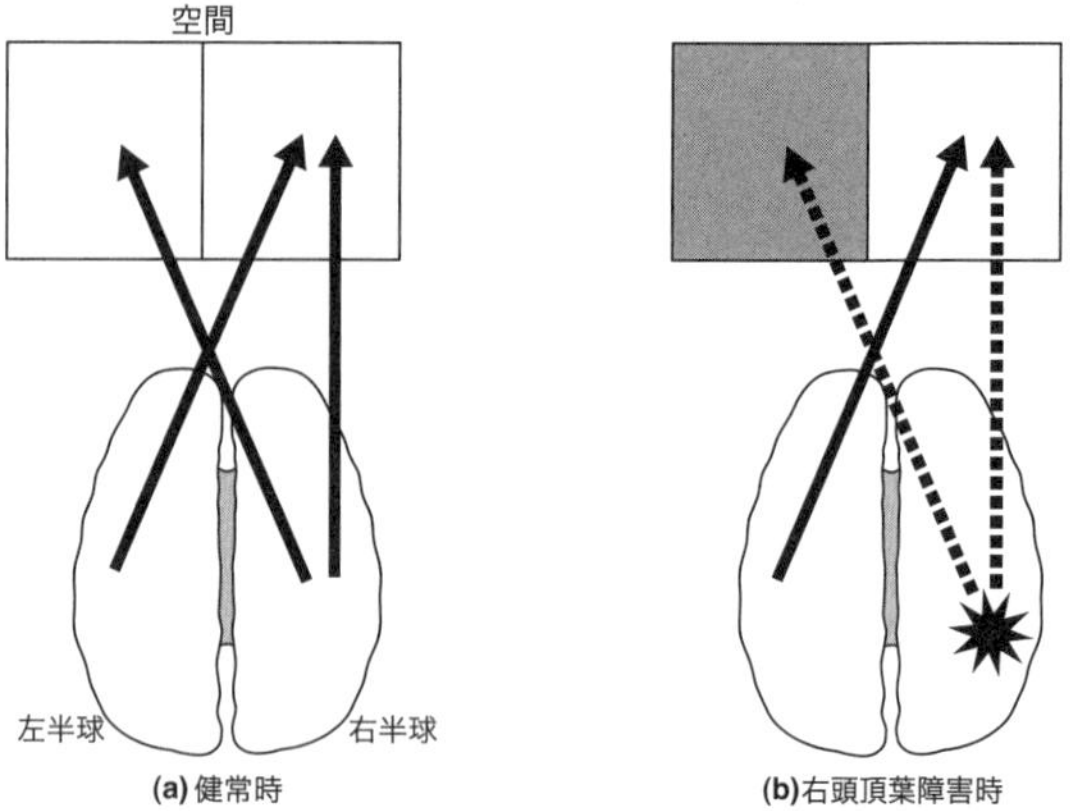

図5-9　注意方向仮説。（a）健常時には、左半球は右空間、右半球は左右両方の空間に注意を向けると仮定。（b）右頭頂葉が障害されると、左半球から右空間への注意ははたらくが、右半球から左空間への注意がはたらかなくなる。しかし、もし左半球が障害されても右半球が両方の空間に注意を向けるため、右半側空間無視は一般に生じにくいか、一時的・軽症ですむことが多い。

●注意方向仮説

空間認知について右半球の優位性を想定して半側空間無視の発症機序を説明しようというものです[16]。言語機能が左半球優位であるように、空間認知は右半球が優位であると仮定します（図5-9）。健常時には、左半球の頭頂葉は右半分の空間に、右半球の頭頂葉は左右両方の空間に注意を向けることができます。右半球の頭頂葉が障害されると、右半分の空間には左半球からの注意がはたらきますが、左半分の空間には注意が届かなくなります。その結果、左半側空間無視が生じます。一方、左半球が障害された場合には、左半球から右半分の空間への注意ははたらかなくなりますが、右半球が左右両方の空間に注意を向けることができるため、〝右〟半側空間無視は起こらないか、生じたとしても軽症で一過性のことが多いです。このように、注意方向仮説は半側空間無視の症状をきれいに説明しますが、そもそも左右の空間への注意の向け方に、想定したような左右の大脳半球での違いがあるかどうかが明らかになっていません。

●表象障害仮説

イタリア・ミラノ大学の神経内科の教授で神経心理学者のエドアルド・ビシアックは一九七八年に、大変有名な研究を行いました[17]。ヨーロッパの古い街は、中心部に教会がありその前が広場になり、そこから放射状に道が伸びていることが多いです。ミラノの中心にも「ドゥオモ」と呼ばれる大聖堂があり、その前は大きな広場になっています。ビシアックらはミラノ大学病院に入院中のミラノ出身・ミラノ在住の半側空間無視の患者に対し、大聖堂前の広場に立っていると仮定して、見えるものをすべて挙げるように指示しました。

まず、患者が大聖堂に向かって立っていると仮定して心に思い浮かぶ建物をすべて言ってもらいました（図5-10a）。すると患者は、自身から見て右側にある建物だけを報告し、左側にある建物は答えませんでした。次に、大聖堂に背を向けて先ほどと反対側を向いていると仮定して、見える建物をいってもらいました（図5-10b）。すると、さきほど無視していた建物を答え、反対にさきほど答えた建物には触れなくなってしまいました。この実験で重要なのは、患者は大学病院の病室にいて、実際に大聖堂を目の前にしているのではない、ということです。ミラノ出身・ミラノ在住の

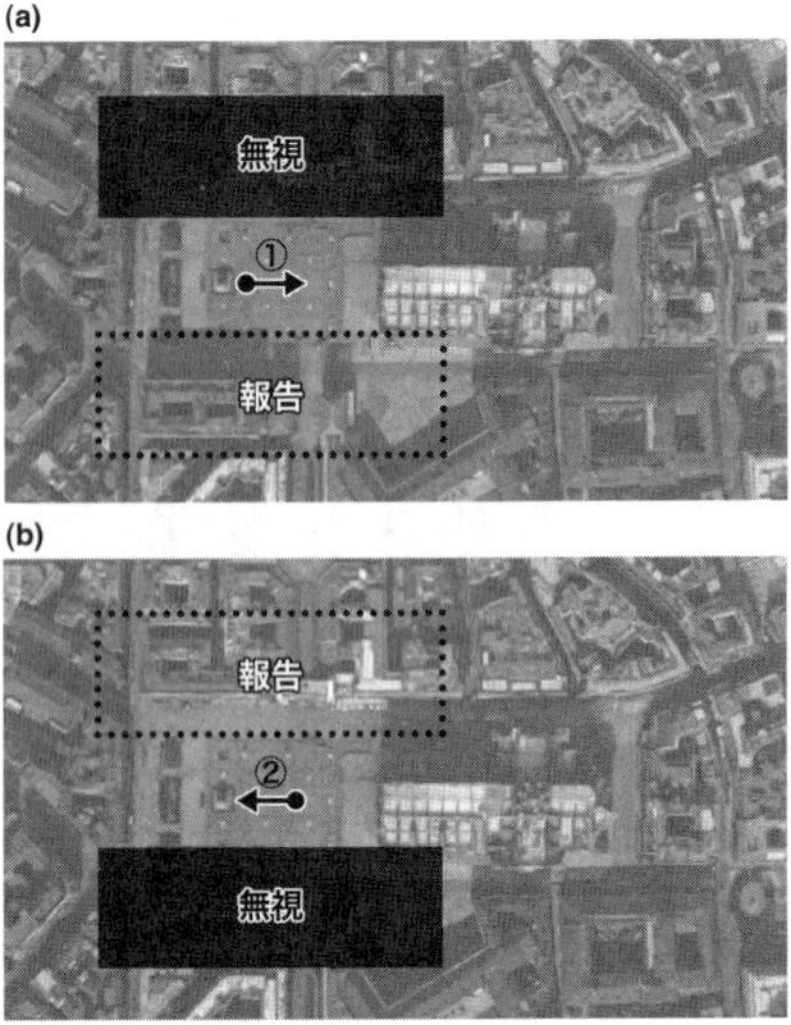

図5-10　表象障害仮説[17]。（a）大聖堂に向かって立っていると仮定し（①）、思い浮かぶ建物をすべて挙げてもらったところ、患者の右側に位置する建物のみ報告して、左側の建物は答えなかった。（b）大聖堂に背を向けて立っていると仮定し（②）、思い浮かぶ建物を挙げてもらったところ、さきほど報告した、今回は患者から見て左に位置している建物には触れず、さきほど無視したが今回は患者の右側になった建物を報告した。地図：©2017 Google

患者ですので、大聖堂とその前の広場、周囲の建物はこれまで何百回・何千回と目にして、すっかりなじみの景色になっていたことでしょう。つまり半側空間無視は、実際の目の前の空間だけでなく、心の中に思い浮かべる視覚イメージに対してさえも生じることが、この研究で明らかになりました。

半側空間無視と意識の関係

半側空間無視は、ひとの意識とは何かという実存に関わる問題に、科学的にアプローチする手がかりを与えてくれます。マーシャルとハリガンは、半側空間無視の患者に二種類の家の絵を順に見せました[18]（図5-11）。二つの絵を見せたあとに、患者に

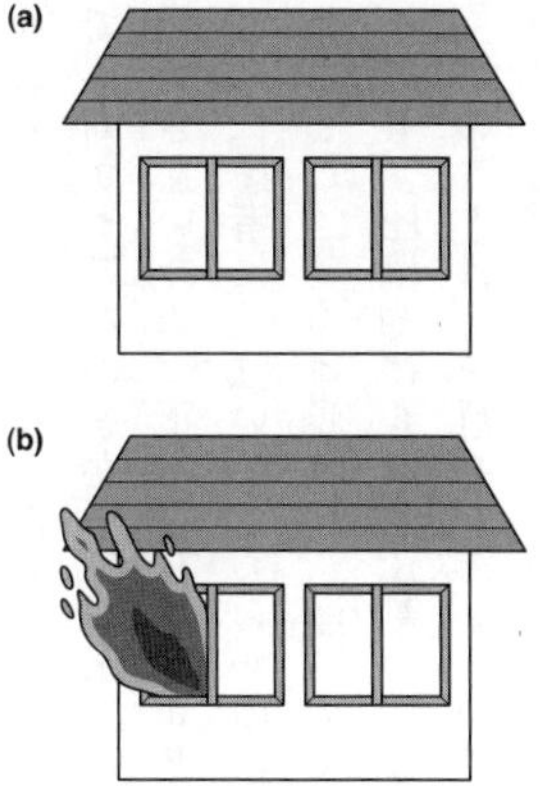

図5-11　半側空間無視と意識。半側空間無視の患者にaとbの絵が同じか違うかを問うと「同じ」と答える。「どちらの家に住みたいか」とさらに尋ねると、患者はbの絵の左の窓からの炎には気づいていないにもかかわらず、aの絵を選ぶ。これは、患者自身が意識していないものの、無視されている視覚情報が、意識下ではある程度処理されていることを示唆している。

それらが同じか異なるかを尋ねると患者は「同じ」と答えました。なぜなら、bの絵では向かって左の窓から炎が出ていますが、半側空間無視の患者は対象の左半分を認識できないため、正常な右側をaと比べて「同じ」と判断したのです。マーシャルはさらに患者に「強いてどちらかの家に住むとすれば、どちらの家に住みたいか」と尋ねました。すると患者は、「同じ家といっているのに、変なことを尋ねるなあ」といいつつも、圧倒的にaを選ぶ割合が多かったのです。

このことは何を意味しているのでしょうか？　患者はこれらの絵の違いに気づいていません。両者を同じと判断しています。しかし、いざ住むとなると燃えていない家を選びます。これは、bの左の窓が燃えているという情報は、患者が意識していなくても、意識下である程度は処理されていることを示しています。このように、半側空間無視の研究は、ひとの精神機能の根本である意識につながっていくのです。

半側空間無視への音楽療法

半側空間無視のリハビリとして、さまざまな試みがなされています[19]。その中で、もっとも効果が期待されているのが、フランスの神経心理学者ロゼッティらが開発したプリズム順応です[20]（図5-12）。プリズム順応では、患者に外界が一〇度右側にシフトして見えるプリズムでできた眼鏡をかけてもらいます。患者の正面から左右にそれ

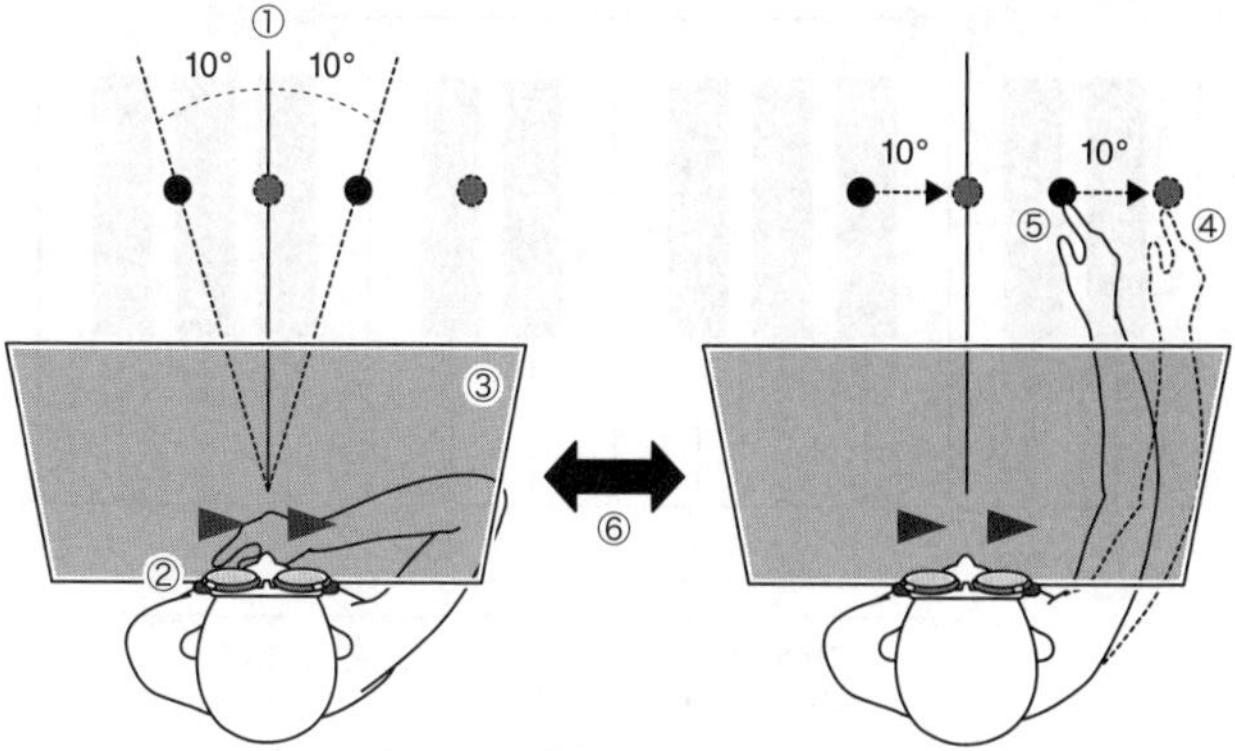

図５－12　プリズム順応。①体の正中から右・左に 10° のところにターゲットを設置（黒丸）。②プリズムメガネをかける（右へ 10° シフトして見える）。③ボードなどで腕の前半を隠す。④胸骨前面とターゲットとを指先で往復する。⑤見えている像よりも、実際には 10° 左にあるターゲットに指先が届く。⑥これを繰り返すことにより無視が改善する。

ぞれ一〇度離れた部位に目標を設置します。患者は、右人差し指で目標を指さし、次に自分の胸骨の真ん中を指さすという動作を五〇回続けて行います。左右どちらの目標を指さすかはランダムに指示されます。これにより慢性期の半側空間無視の患者にも改善がみられました。単に左側の像が右に寄って見えるというだけでなく、目標に手を伸ばして体の正面との間を往復させるという運動が、重要なはたらきをしていると考えられています。手技が簡単で患者にとって不快感もないことから有用ですが、すべての病院がプリズム眼鏡を備えていないことが問題です。

半側空間無視に対して音楽を利用

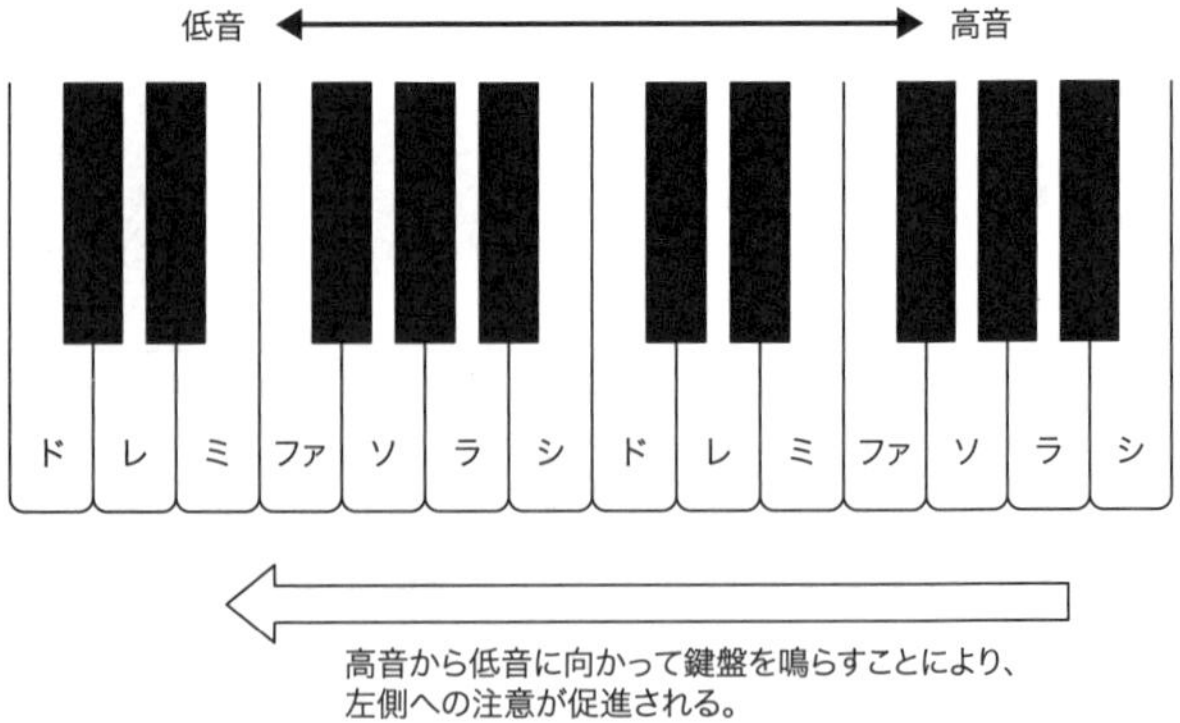

図5－13　キーボードを用いた半側空間無視の訓練。

した試みもなされています（巻末資料②参照）。用いられている方法は大きく、音楽聴取と楽器演奏に分けられます。心地よいなじみの音楽を聴くことにより、線分二等分検査や線分抹消検査などが改善します。楽器演奏はキーボードやそれに代わる音を出す棒が用いられています。キーボードは左にいくほど音が低くなります（図5－13）。下降する音階を弾くことにより、左側への注意が促されます。しかも、鍵盤を押すという動作の結果が音として即座にフィードバックされることも改善に寄与すると考えられます。

鍵盤は小さいので、麻痺が強いとなかなか正確に押さえることができません。その点、サウンドブロック（小型の木琴・鉄琴のようなもの）は対象が大きく、叩いて音を出すことができるので、麻痺のある患者にとっても容易です。シュナイダーらが用いた電子ドラムなどもよい手段になると思われます。[4]

半側空間無視に対する音楽療法の報告は、まだ始まったばかりです。これまでの報告は、患者数が少ないものが多く、長期効果もほとんど示されていません。検査上の改善は報告されていますが、日常生活でも症状が改善したかは明らかになっていません。しかし、音楽を用いた訓練は患者が楽しく、自宅に帰ってからも続けることができます。しかも、キーボードや木琴はそれほど高価ではありません。汎用性・持続性・経済性からも今後の発展が期待されます。

●この章のまとめ●

楽器を用いた訓練は、患者が行った運動の結果が即座に音としてフィードバックされるため、運動の自己調節が可能となり、麻痺や運動障害、半側空間無視に有効であると考えられています。また音楽聴取は、患者が楽しんで行えることから継続性にも優れています。病院でのリハビリ期間が限定されている今日、脳卒中に対する音楽療法は、患者が退院後も引き続き自宅で訓練を行うためのツールとして役立つと期待されます。

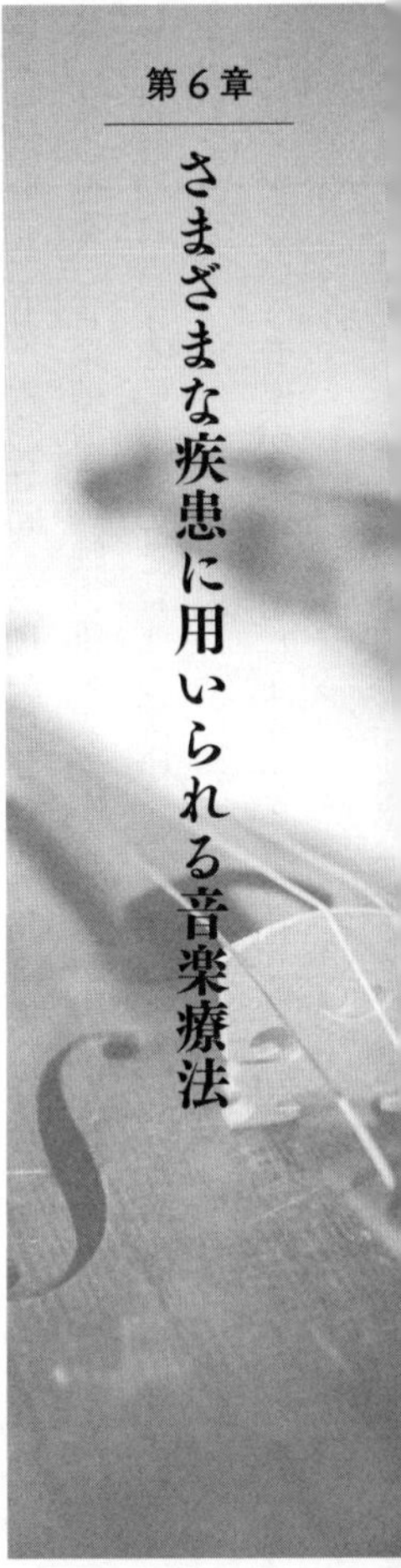

第6章

さまざまな疾患に用いられる音楽療法

これまで、脳の障害により生じるさまざまな疾患に対する音楽療法について紹介してきました。これらは、神経内科医である私が日頃遭遇し、私のグループでも患者の訓練に取り組んでいる疾患です。音楽療法はこれら以外にも、さまざまな疾患・症状に対して用いられています。研究対象は、精神疾患や小児疾患が多いようです。臨床や福祉の現場では、ホスピスでの癒しやストレスケア、実存への気づきの促し、入所者のレクリエーションなどに頻用されています。それらは患者や家族に喜ばれ、現場での大切な取り組みの一つとなっています。しかし、科学的・医学的アプローチがなされることはまれです。レクリエーションの意義を否定するものではありませんが、第1章で述べたように、客観的事実の一つひとつの積み重ねが、治療としての音楽療法を発展させていきます。ここでは、神経疾患以外の病気に対する音楽療法の現時点でのエビデンスを紹介します。

睡眠障害

赤ちゃんを寝かしつける際の子守唄だけでなく、成長してからもラジカセのスリープ機能で音楽を鳴らしながら眠りについた経験は、多くの人がお持ちでしょう。私たちは経験的に、ある種の音楽が寝つきを良くすることを知っています。成人の約三分の一が睡眠障害に悩み、そのうち一〇〜一五％は昼間の活動に悪影響が及び、六〜一〇％は不眠の診断基準に合致するといわれています。では、いったいどんな音楽が眠るためには良いのでしょう？　そのエビデンスはどれくらい明らかになっているのでしょうか？

音楽聴取が睡眠に与える影響を調べたシステマティック・レビューがいくつかあります。ワンらは一〇編の報告の全五五七名を対象とした研究について調べたところ、音楽聴取は急性・慢性の睡眠障害に有効でした[1]。コクラン・ライブラリーでは、二〇一五年に六編の研究の三一四名を対象にレビューされています[2]。いずれも録音された音楽を用い、二五〜六〇分間、三日から五週間で就寝時に音楽を聴いてもらっています。その結果、音楽聴取は睡眠の質を改善することが明らかになりました。このように、就寝時に音楽を鳴らすことによる睡眠への効果は、エビデンスとして確立しているといえます。

では、どういう音楽が良いのでしょうか？　〝好きな曲〟といっても、ロックや行進曲を鳴らしても眠りやすくなるどころか、かえって睡眠を妨げることになりそうです。いろいろある子守唄も、すべて穏やかで静かな曲です。これらの音楽的特徴を定量的に示すことは可能なのでしょうか？　この問題について報告したのが、東海大学卒の音楽療法士の山里亜未さんです。彼女は、上記のワンとイェスペルセンの報告で記載されている二五曲を対象に、メロディのスムーズさ、音価の冗長性、音符の濃度、テンポについて検討しました[3]。検討対象となった曲には、バッハの〈G線上のアリア〉、パッヘルベルの〈カノン〉、サン＝サーンスの〈白鳥〉、ショパンの〈ノクターン〉、サティの〈ジムノペティ〉などが含まれます。それらについて、音響学的な特徴やメロディに含まれる音の数、演奏時間などのデータをもとに算出されました。その結果、睡眠を改善した楽曲の特徴として以下の五つが確認されました。

①スムーズなメロディライン
②音どうしを滑らかに結びつける、すなわちレガートな音
③リズムの活動性が少ない
④穏やかなリズム
⑤遅いテンポ（♩＝六〇～八五）

これらはいずれも、入眠時のBGMとしてわれわれが直感的に選択していた曲の特徴に一致します。山里さんの研究は、これまで感覚的に捉えていた特徴を、客観的な指標を用いてデータでもって明らかにした点が素晴らしいです。睡眠障害に対して音楽を用いる際には、上記の五つの特徴を満たす楽曲を選ぶことが、今後の標準となります。

呼吸器疾患

呼吸器疾患にはいろいろな種類がありますが、音楽療法の対象とされてきたのは気管支喘息と慢性閉塞性肺疾患（COPD）が主です。気管支喘息では、アレルギー反応がもとで気管の壁の平滑筋が収縮し、粘膜下に存在する肥満細胞からヒスタミンなどの化学物質が分泌され、気管内に粘液が分泌されます。ちなみに〝肥満〟細胞と名前がついていますが、いわゆる体重増加の肥満とは無関係で、膨れた外観をもじってつけられた名前です。別名マスト細胞（mast cell）とも呼ばれます。COPDは大きく、慢性気管支炎と肺気腫に分けられます。前者は感染や化学物質、アレルギーなどが原因で気管の炎症が慢性化した病態を指します。肺気腫は、肺胞構造が崩れガス交換に携わる総面積が減少するために、血中の酸素濃度が低下し、ちょっとした運動ですぐに息切れや息苦しさが生じます。たばこが主たる原因で、四〇歳以上の八・六％

が有し、本邦の推計患者数は五三〇万人といわれています。これらの疾患に対し、歌唱や音楽鑑賞を用いた音楽療法の報告があり、二〇二二年三月末時点で四編のレビューが存在します。

二〇一七年のコクラン・ライブラリーの報告では、歌唱のCOPDへの効果をレビューし、身体の状態を表す質問の項目で改善が見られたとしていますが、同時にさらに質の高い研究の蓄積が必要と結論しています。[4] もっとも最近のCOPDに対する音楽療法の効果を調べたシステマティック・レビューでは、[5] 組み入れ基準を満たした一二編の研究の八一二名について解析しています。その結果として呼吸困難や不安が軽減し、血圧の改善もみられました。同じ二〇二一年に出版された気管支喘息とCOPDの過去の報告を定性的に検討したレビューでは、やはりこれらの疾患に対し音楽療法は有効で、その機序として歌唱による横隔膜の動きの改善や、ネガティブな情動の除去などが考えらています。[6] また、気管支喘息を対象にランダム化比較試験（RCT）三編と、非RCT五編についてまとめた報告では、RCTを用いた三編はいずれも音楽聴取を使用しており、一つの報告では肺機能が改善しましたが、残りの二編では対照群と差はありませんでした。[7] 非RCTによる五編では、二つの報告で管楽器の演奏、他の二つの報告では発声訓練と歌唱によりいずれも喘息の症状が改善し、気分やうつ、不安の改善も観察されました。さらに、呼吸器疾患だけでなくパーキンソン病や癌、四肢麻痺、多発性硬化症などの呼吸器症状に対して歌唱を用いた一七編の論文をまとめると、歌唱により身体機能と生活の質（QOL）が改善し、最大呼気圧と呼吸機能全般にも効果が認められました[8]。このように、呼吸器疾患に対する歌唱の有効性は、エビデンスとしてほぼ確立しているといえるでしょう。

痛み

痛みはもっとも一般的な症状です。痛みの原因は、炎症や骨折、打撲さらには癌浸潤などさまざまです。痛みの治療はまず、これらの原因を除去することです。しかし、検査や術後など、疾患の治療過程に付随した痛みに対しては、鎮痛剤の適切な使用や非薬物療法の活用が求められます。コクラン・ライブラリーでは、痛みに対する音楽療法の効果について二編が報告されています。がん患者の精神・身体への効果についてのレビューでは、音楽療法（music therapy）を音楽療法士が施行したものと定義し、医療者が選んだ音楽を患者に聴かせる行為は音楽医療（music medicine）と命名しています。成人を対象とした七四試験では、音楽療法・医療ともに不安やうつ、痛み、疲労感、血圧などに効果があり、さらに音楽療法は患者のQOLをも改善しました[9]。小児を対象とした七試験については、研究が少なすぎて現時点では評価が不可能でした。また、帝王切開後の痛みに対して音楽療法を含む非薬物療法全般の効果を見たレビューでは、音楽聴取と鎮痛剤を組み合わせて用いると、鎮痛剤のみに比し一時間後と二四時間後の痛みの程度が有意に少なくてすみました。[10] 他にも痛みについては、整形外科的手術後、[11] 乳がん患者、[12] 出産後、[13] 出産時[14]についても有効性が示されています。音楽聴取はｉＰａｄやラジカセがあれば簡単に施行が可能なので、臨床や福祉のさまざまな場面での活用が期待されます。

コクラン・ライブラリーにおける音楽療法の報告

二〇二二年七月末の時点でコクラン・ライブラリーには、音楽療法関連のレビューが三〇件報告されています（巻末資料③参照）。そのうち二件は本書の初版が発刊されてからの六年間で新たになされた報告です。また、八件は以前の報告に対しアップデートがなされたものです。三〇件の内訳は、精神疾患：七、神経疾患（認知症を含む）：五、鎮痛：四、検査・処置・手術時の不安：四、癌：二、小児関連：三、呼吸器疾患：三、その他：二となっています。評価の対象となる疾患・症候は多岐にわたり、近年の音楽療法への関心の高まりと、現場での活用への期待を反映していると思われます。一七件で音楽療法の有効性が示唆されており、初版のときより七件増加しています。原語表現では may（かもしれない）という助動詞が用いられていますが、対象疾患や症候にかかわらず、不安（anxiety）に対して音楽療法が普遍的に有効ではないかとする記載も見受けられます。[9]処置や検査時の痛み、不眠、脳疾患による歩行障害、自閉症や統合失調症の精神・社会機能への有効性も示されています。

反対に無効とされたのは四件です。嚢胞性線維腫症への心理的介入、陣痛時の痛み、小児麻酔、癌患者へのダンス／運動療法での音楽の効果は認められていません。九件が「評価不能のため現時点で効果の有無は不明」となっています。理由は、良質な研究の不足が第一で、報告数の少なさがそれに続きます。しかし、初版時に比べると三件減少しており、音楽療法のエビデンスが次第に明らかになっていることを反映していると思われます。研究の方法論の質的レベルの低さについては、有効性が示唆されるとされた一七件のほとんどの考察で、今後の課題として挙げられています。

このように、不安や痛み、不眠に対して音楽療法は積極的に用いてもよいといえます。しかし方法論についてはさらなる吟味が必要です。

エビデンスを確立するうえで重要な五つのポイント

疾患横断的に音楽療法の有効性を検討したシステマティック・レビューがあります。上岡（Kamioka）らは、一九九五年から二〇一二年一〇月一日までのデータベースで音楽療法の効果について調べた無作為化比較試験（ＲＣＴ）を対象とし、国際疾病分類第10版（ＩＣＤ‐10）の分類に基づいた疾患別にその有効性を検討しました。[15]組み入れ基準に合致した一六件を解析したところ、音楽療法は統合失調症や重度の精神疾患における全般的機能、社会的機能、パーキンソン病の歩行と活動性、うつ症状、睡眠の質に対し有効でした。さらに重要な点として、どの研究でも副作用や有害事象がみられず、ほぼすべての患者に受け入れられやすかったことを挙げています。

同時に上岡らは、これから音楽療法がエビデンスを確立していくために必要な五項目を挙げています。

①長期効果の検討

どんな薬にも持続時間があるように、音楽療法で得られた効果にも有効期間があるはずです。どれくらいの期間その効果が続くかを明らかにすることにより、どういう頻度で音楽療法を行えばよいか、訓練の長期予定を立てることができます。

②疾患別の方法論（音楽療法の内容、頻度、時間など）

どういう疾患に対し、どういう内容の音楽療法を、どれくらいの時間と頻度で行えばよいのか、ということです。

③音楽療法の回数と反応との関係

改善が見込まれる期間はどれくらいで、効果が横ばい（プラトー）になるのはどれくらい訓練を行ったあとなのかを知ることで、効率的な訓練スケジュールを立てられます。また、その時点でもっとも訓練を必要とする患者に集中的に資源を投入することができます。

④費用

第2章で見たように、認知症のBPSDに対する音楽療法の費用対効果は、薬剤やほかの非薬物療法に比べて優れているといえます。ほかの疾患についても同様の検討が、医療資源の有効活用の面からも待たれます。

⑤音楽療法独自のチェックリスト

治療の効果は最終的には、患者の生活の質（QOL）が向上したかどうかで判断されます。とはいいつつも、音楽療法のセッションを重ねるにつれて、その効果や内容の妥当性の判断に資するようなチェックリストをもつことは有益です。

上岡によるこれらの提案について、私もおおむね賛同しますが、⑤については賛同しつつも注意が必要と考えます。どの疾患も、医療で一般的に用いられる評価法や検査が存在します。たとえば、認知症については各種の神経心理検査や介護者へのインタビューがあり、うつについてはうつスケール、失語症については標準化された失語症検査が複数存在します。ほかの非薬物療法や薬物による効果との違いをみるためには、同じ検査で評価して比べる必要があります。音楽療法の特性を鑑みた独自のチェックリストというのは素晴らしいように見えて、下手をすると、ほかとの比較を許さない独善に陥る危険もあわせもっています。しかも、患者に行う検査は通常、多数の健常人の結果に基づく年齢別の基準値をもっています。それと同等のレベルのチェックリストをつくればよいのですが、施療者の予想と勘に基づくアンケートになってしまうと、そもそもきちんと評価がされているという保証もありません。私自身は、〝独自の〟ものは、通常用いられる検査をもってしても捉えられない症状の変化が存在するときに、相当な注意と自制をもって用いられるべきと考えています。

音楽療法の内分泌・免疫系への影響

外部環境が変化しても、人体の内部環境は一定に保たれます。たとえば、どれだけ気温が低くても体温はほぼ一定の三七度に保たれます。これを「恒常性の維持（ホメオスタシス：homeostasis)」と呼びます。homeo というのはラテン語で「似たよう

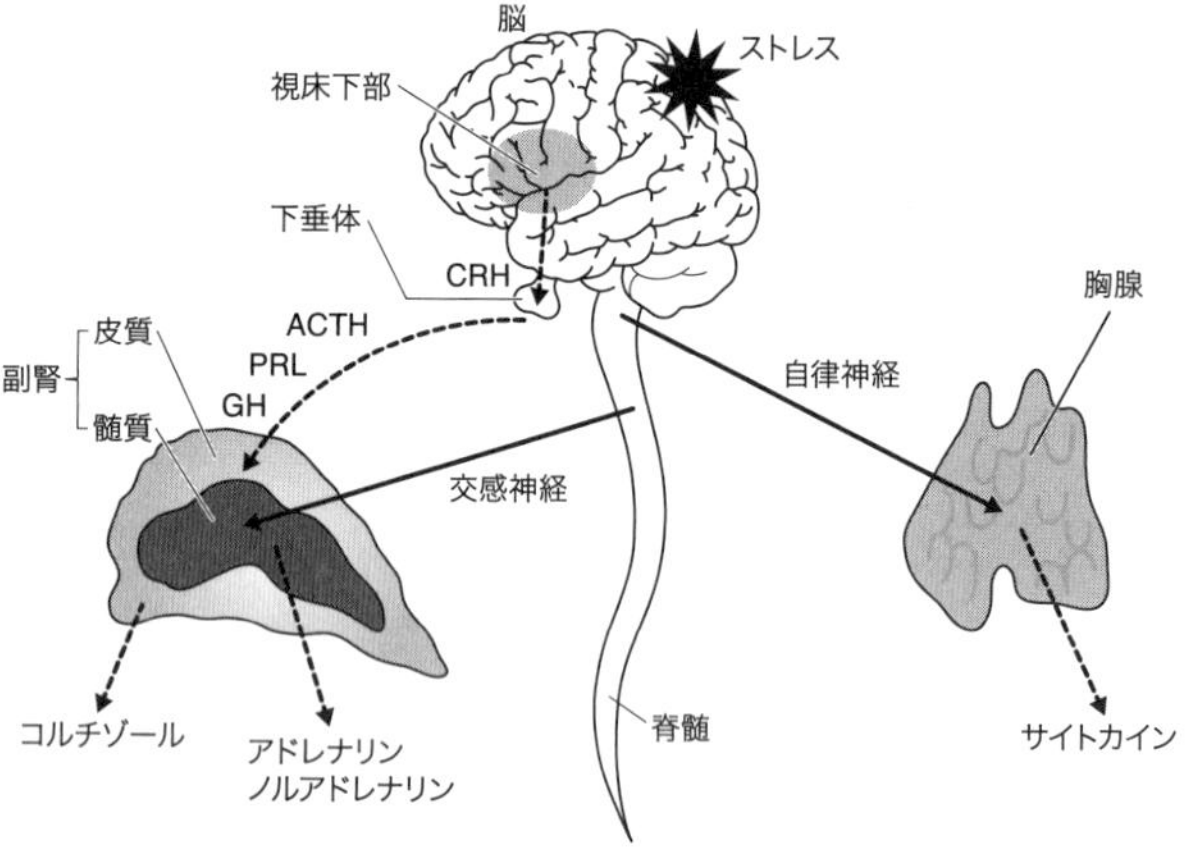

図 6 - 1　ストレスによる内分泌系・免疫系の調節。GH：成長ホルモン、PRL：プロラクチン。

な、同じ」、stasis は「状態」という意味です。恒常性の維持に重要なはたらきをしているのが内分泌系と免疫系です。内分泌系は、血中に放出されたさまざまなホルモンにより離れた部位に存在する臓器の機能を調節します。下垂体や甲状腺、副腎などが代表的です。免疫系には、胸腺、骨髄、脾臓、リンパ節などが含まれます。これらの組織には自律神経が分布し、サイトカインと呼ばれる免疫調節物質を分泌します。

(a) 内分泌系と免疫系のしくみ

大まかなしくみを説明します（図 6 - 1）。脳がストレスを感じると視床下部からコルチコトロピン刺激ホルモン（CRH）が血中に分泌されます。

視床下部のすぐ下には下垂体があり、ＣＲＨは血流にのって下垂体に到着します。下垂体からは、各ホルモン組織からの分泌を促進する刺激ホルモンが放出されます。副腎皮質刺激ホルモン（ＡＣＴＨ）、甲状腺刺激ホルモン（ＴＳＨ）などです。これらは血流にのってそれぞれの目的臓器に到達し、副腎皮質からはコルチゾール、甲状腺からは甲状腺ホルモンが分泌されます。副腎とは腎臓の上に乗るように位置している三角形の臓器です。甲状腺は首の正面の付け根に蝶の形をして存在します。

ここで重要なのは、内分泌系にはネガティブ・フィードバックが機能することです。刺激ホルモンによってホルモンの分泌が増加し血中濃度が高くなると、それが視床下部や下垂体にはたらきかけてＣＲＨや各種刺激ホルモンの分泌を減少させます。このようにして、体内のホルモンはほぼ一定に保たれているのです。

ストレスは免疫系にも影響を与えます。脳で感じられたストレスは自律神経系を介して胸腺などの免疫組織のはたらきを調節します。免疫組織からはサイトカインが放出されます。サイトカインは、ウイルスなどの異物を攻撃するタンパクである抗体の産生を刺激したり、異物を直接食べて消化するナチュラル・キラー細胞（ＮＫ細胞）のはたらきを増強させたりします。

(b) ストレスとホルモン

ホメオスタシスという言葉をつくったのは二〇世紀初頭に活躍した生理学者ウォルター・B・キャノンです。キャノンは同時に、人体にはホメオスタシスがはたらいているだけでなく、一時的に自らそれを覆す〝緊急反応〟が存在し、しかもその過程にアドレナリンやノルアドレナリンが関与していることを示しました。キャノンが行った実験は次のようなものです。檻の中にネコを入れ、外からイヌに吠えたてさせます。ネコはストレスを感じ、交感神経のはたらきが活発になり、呼吸数・脈拍数が増え血圧は上昇し、瞳孔は散大、皮膚の血管が収縮する一方で、筋肉の血管は拡張します。しかもこのとき、ネコの血中にはアドレナリンやノルアドレナリンが増加していました。

ストレスという用語を医学ではじめて使用し、現在のストレス学の基礎を築いたハンス・セリエは、ネズミにほかのネズミのさまざまな内臓の抽出物や化学物質（ホルマリン）を注射し、ネズミの体の変化を観察したところ、刺激の種類のいかんにかかわらず三つの特徴的な変化が生じることを示しました。その三つとは、副腎皮質の肥大、胸腺・リンパ腺の萎縮、胃・十二指腸潰瘍の形成です。ほかのネズミの抽出物やホルマリンは、注射されたネズミにとっては化学的ストレスに該当します。そのストレスに対抗するため交感神経のはたらきが活発となり、ホルモン組織である副腎皮質、免疫組織である胸腺に変化が生じたと考えられます。これらは「ストレスの三大徴候」といわれ、われわれひとでもあてはまることがその後の研究で明らかになっています。また、副腎皮質からはコルチゾールという体内ステロイドが分泌されます。コルチゾールは生体にストレスが加わったときに分泌され、ストレスホルモンとも呼ばれます。

(c) 音楽による内分泌系・免疫系への影響

音楽療法の効果判定に用いられる項目として、神経心理検査、行動観察、介護者へのインタビュー、血圧などの生理反応、脳画像がありますが、内分泌・免疫系の指標の使用も試みられています。ファンクールらは、音楽療法による内分泌・免疫系の変化を報告した六三件の研究を対象にシステマティック・レビューを行い、各種ホルモンや免疫機能の変化をまとめました[16](表6‐1)。

音楽は情動にはたらきかけることから、リラックス効果によるストレス軽減、コルチゾールの低下、免疫機能の改善が報告されています。レビューの結果、アドレナリンを測定した一二件の報告のうち予想どおり音楽療法による値の低下がみられたのは四件(三三%)、コルチゾールを扱った二九件のうち低下したのは一八件(六二%)、NK細胞活性を調べた四件のうち活性が高まったのは一件(二五%)、免疫グロブリンA(IgA)を測定した一二件のうち上昇していたのは八件(六七%)でした。こ

表6-1　音楽療法による内分泌系・免疫系のおもな変化

音楽療法の内容	アドレナリン		ノルアドレナリン		コルチゾール		NK細胞活性		IgA	
	予想	報告	予想	報告	予想	報告	予想	報告	予想	報告
能動的音楽療法	低下	1/1	低下	1/1	低下	1/3	上昇	1/3	上昇	3/3
録音された音楽（被験者が選択）	低下	1/7	低下	1/7	低下	6/13	上昇	1/7	上昇	1/1
リラックスする音楽（検査者が選択）	低下	2/2	低下	0/1	低下	7/12	上昇	0/1	上昇	3/7
活性化する音楽（検査者が選択）	上昇	1/2	上昇	0/2	低下	3/4	上昇	0/1	上昇	1/2

（予想通りの報告数／全報告数）

（文献［16］をもとに作成）

のことから、音楽療法によるストレス軽減効果はコルチゾール、免疫機能改善効果はIgAが指標になりうることが示唆されます。

しかし、どちらも予想どおりの変化を示したのは六割あまりに過ぎません。脳で音楽を聴いて、血中にCRHを放出し、それが血流にのって目的のホルモン組織に到達して、そこから目的とするホルモンが分泌される、あるいは大脳で聴取された音楽が大脳辺縁系で情動の認知がなされ、それが自律神経を介して胸腺などの免疫組織のはたらきを調節するという、音楽聴取から生体の最終的な反応に至る複雑な経路を考えると、結果が予想と一致しないのも頷けます。それに加え、対象疾患や測定方法、実験パラダイムの相違も結果に影響していると思われます。

ホルモンはタンパク質という物質であり、血流にのって運ばれます。目的の組織に到達したら、そこで表面の受容体に結合し、それがきっかけとなって組織でのホルモン分泌に向けてのトリガーが引かれます。実体のあるものを介して情報伝達がされるぶん、刺激が加わってから実際のホルモン分泌に至るまでにある程度の時間を要します。免疫系の反応も同様で、脳から自律神経を通って免疫組織に指令が伝わるところまではそれほどの長い時間を要しませんが、免疫細胞が分化・成熟して機能し始めるまでには一定の時間が必要です。いずれも分（minute）、場合によっては時間（hour）の単位での変化です。

一方、音楽を聴いて感動したり情動が喚起されるのは数百ミリ秒単位での事象で、曲の進行と同時並行で生じます。数百ミリ秒と数分とでは時間経過があまりにも違いすぎます。仮に、曲のある部分で何らかのホルモン分泌の指令が脳から出されたとしても、数分の間に曲は連続して変動し、その間には曲想もそこから受ける情動も変化し続けます。ポピュラー音楽では、五分後には曲自体が終わっていることが多く、タンパク質の生成や免疫細胞の誘導には間に合いません。つまり、ホルモンの値で測定しているものは、脳での音楽聴取を水源とするならば、ずいぶんと下流に位置しているものなのです。〝風が吹けば桶屋が儲かる〟といってもいいでしょう。あり得るとすれば、〝〇〇の曲を聴いたときのホルモンや免疫機能の変化〟という短い時間ではなく、数か月から数週間、最短でも数時間、歌唱訓練を行った際のホルモンや免疫機能の変化なら、計測できるかもしれません。しかし、認知症患者にさまざまな音楽活動を行った際の生理学的変化を調べたレビューでは、ホルモンや免疫系、自律神経の有意な変化がみられなかったものも多く、一定の結論は得られていません[17]。

音楽療法の内分泌・免疫系への効果は、指標としての客観性・普遍性から今後の発展が期待されますが、現時点では仮説の域を出ません。音楽療法の有効性の有無をこれらの値を指標として判定することは、状況証拠にはなってもそれだけで有効性を云々できるものはないと思われます。言い換えると、ホルモンやＩｇＡの値でもって音楽療法の有効性のエビデンスを積み上げることは、現状ではかなり無理があると私は考えています。

●この章のまとめ●

音楽療法の効果を各種のホルモンや免疫物質で測ろうという試みがなされています。それらの物質は数値として客観性に優れていますが、音楽療法との因果関係が明らかでないことがほとんどです。過度の意味づけをこれらの数値変化に置かないことが、科学性を担保するうえからも重要と思われます。

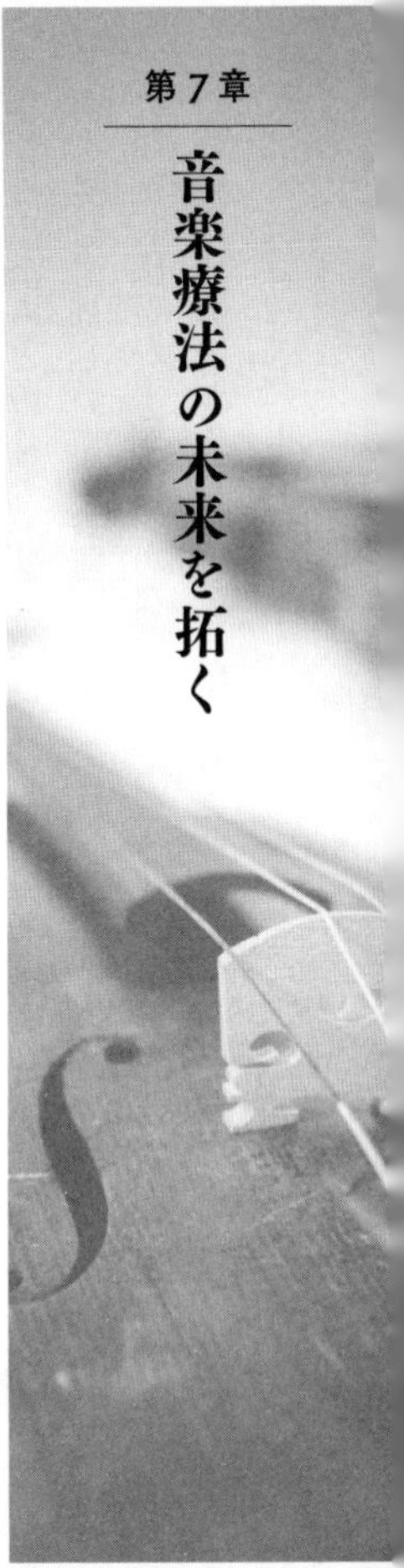

第7章

音楽療法の未来を拓く

音楽療法が医療や福祉の現場で役立つことは論をまちません。これは、音楽を愛し、音楽や過去の天才がものした傑作のもつ力を信じる者の実体験に根ざしています。魂の救済や浄化に至る至高の体験をもたらすものが音楽ということができます。実際に音楽療法を受けた患者や家族も、それを身をもって経験します。これまで述べてきたように、音楽療法についての科学的アプローチは、広がりつつあります。やっと〝エビデンス〟の重要性・必要性が音楽療法士のあいだでも理解されるようになったのでしょう。図1-8で示した「治療が医療現場で受け入れられる四つの要件」のうち三つは満たされたか、満たされつつあるという状況です。

では残り一つ、現場の理解はどうでしょうか？　医療・福祉はひとで成り立っています。治療をし、それを受け、評価するのもすべてひとです。そうであるなら音楽療法士はチーム医療の一端を担うものとして、医療と福祉の現場について、さらにいうなら患者と疾患について、知っていなければなりません。音楽療法士を志す若者を指導する立場にいるひとならなおさらです。ここでは、現場での音楽療法への周囲からの理解を妨げかねない〝ひと〟の問題について、具体事例を紹介したのちに、これから音楽療法が進むべき道について私なりの考えを述べたいと思います。

ホスピスでの情景

私が以前勤務していたホスピスでの音楽療法をめぐる二つの情景を紹介し、音楽療法とは何か、それを担うひとはどうあるべきかについて、読者の方々に考えていただければと思います。

情景1 近隣の大学の音楽療法のB教授から、私の病院で「音楽療法をさせてほしい」と依頼がありました。大学の倫理委員会にはすでに、私を共同研究者として研究計画書を提出済みとのこと。診療部長として治療全般の責任者であった私は、「研究計画書を見せてほしい」とお願いしました。「わかりました」との返事をいただいたものの研究計画書が手元に届かないうちに週一回のセッションが始まりました。外勤日のため私は実際のセッションを目にすることはなく、再三の求めにも研究計画書は送ってもらえませんでした。

一か月あまりが過ぎた頃、ナースとケース・ワーカーから「セッションに問題があるので指導してほしい」との申し出を受けました。伝聞だけでは判断はできないので、セッションをビデオ録画して見せてほしいとB教授に依頼。B教授は、はじめは嫌がっていましたが、「診療部長としての依頼であり、本来ならばセッションのスタートの前に拝見しておくべきもの」という私の申し出に最終的には承諾。ある日のセッションの録画を拝見しました。

参加者は数名、椅子か車椅子に座っています。聞けば、スタッフからお願いして参加してもらったといいます。手馴れた様子でセッションは進んでいきます。童謡を唄いその曲にまつわる思い出を患者に語ってもらうのですが、B教授は立ったまま患者の鼻先にマイクを突きつけます。一人ずつ童謡を歌わせ、「もっと大きい声で」「もっと大きい声で」とある患者にマイクを突きつけ何度も唄わせています。その患者は肺癌の末期……苦しみに顔が歪んでいるのがわかります。B教授の彼氏という人（B教授は女性）が同席しているのですが、脚を投げ出して椅子に浅く座り、B教授の「歌詞カードをお願いします」という言葉に、もっていた印刷物の束を前の机にバサッと投げて、顎をしゃくって近くのスタッフに「配れ」と指示をします。セッションが終わってからその患者はナースに、「私はあれ以上、声は出ません」と半分泣きながらいいました。

私はすぐに、ビデオを見て問題ありと思われる点を挙げ、「研究計画書を練り直すなかで、これらについて改善していきましょう」とB教授にメールで提案しました。しかし、それに対する返事は一切なく、何の連絡もないまま翌週以降、B教授が病院に姿を見せることはありませんでした。

情景2

Cさんは、チェロを専攻する音楽大学の修士課程の大学院生。「患者さんのためにボランティアで演奏したい」との希望をいただきました。ホスピスや全般的な患者の特色についてワーカーが説明。聴き手の状態に合わせた静かな曲から開始し、次第に明るさ・活発さを増し、最後はまた落ち着いた曲でセッションを終えるのがよいことなどを提案しました。Cさんは、手づくりのプログラムを持参し、独奏あるいはピアノ伴奏とともに、心を込めて演奏しました。月二回、各一時間足らずのミニコンサートでしたが、スタッフが声をかけなくとも患者は自然と集まり、多いときはほぼすべての患者がフロアにきて、こられない患者は部屋の扉を開けっぱなしにして演奏に聴き入りました。言葉を交わすのでも、ともに唄うのでもないですが、演奏を終えてお辞儀をするCさんと、笑顔で拍手を送る患者との間に、心の交流のあるのが見て取れました。

情景1では、音楽療法の教授が〝音楽療法をしたい〟といってセッションを行いました。情景2では、演奏家としては無名の学生が〝患者さんのために〟とミニコンサートを行いました。どちらが本当の「音楽療法」だったのでしょうか？　両者を分けたのは何なのでしょうか？

病院で音楽活動をするということ

B教授は自分では患者のために行っていると思っていたかもしれませんが、患者にとっては苦痛以外の何物でもありませんでした。苦しさに顔を歪める患者を前に、なぜそのしんどさがわからないのでしょうか？　医療従事者でなくてもふつうのひとであるならば、目の前のひとが苦しんでいたらそれとわかるはずです。しかも、ホスピスという場で行われているのです。B教授はそれをくみ取ることができませんでした。おそらくB教授も、以前はそのようなことはなかったのでしょう。しかし、長年の経験が歪んだ自信となり、音楽療法が自己満足と自己陶酔の場になっていったのでしょう。そこには患者は不在です。〝患者のために自分はすごいことをしている〟というB教授の思い込みとエゴだけがあります。そのようなひとは、患者の前に立つ資格はありません。現場の医師やコメディカルからの音楽療法への理解と支持を妨げている最大の要因、それはB教授のような無神経で患者に苦痛を与える音楽療法士の存在です。

治療の目的とは何でしょうか？　いうまでもなく、患者をよくすることです。逆もまた真で、患者をよくするための行為を治療と呼ぶこともできます。患者（patient）とは何でしょうか？　心身のいずれかまたは両方に不調を抱えている人です。patienceは忍耐という意味です。つまり、患者には〝耐える人〟という原意がありま す。患者は何に耐えているのでしょうか？　麻痺などの症状、痛み、癌の悪液質による全身倦《けん》怠感、うつ、それまでの日常生活を営めなくなったことによる社会的喪失感、あるいは迫りくる死……。患者はそれらに耐えるためにエネルギーを費やしているのです。病院とは何でしょうか？　治療を目的として患者が集まるところです。患者が抱える不調には、身体的・精神的、治療可能・不治、あるいは患者が子供なのか老人なのかにより、さまざまな違いがあります。これらすべての不調の如何にかかわらず、万人に効く魔法の薬はありません。

患者の最大の希望は治癒です。治癒をめざす治療は医師が行います。それでも医師は、医学のできることの限界を知っています。〝自分（現在の医学）ができることはあまりにも小さい。しかし、プロとしてそれを駆使して、患者の不調の改善に協力する〟と考えています。治療は患者と医療者との共同作業です。主従関係はなく、店と客の関係でもありません。つまり、治療は医師が一方的に患者に与えるものでも、単の雛《ひな》鳥が口を開けて親鳥が餌を運んでくれるのを待っているように、患者がただ待っていればよいというものでもありません。

病院で音楽療法を行う目的は一つ、患者によい時間を過ごしてもらうことです。楽しい時間であることにこしたことはありませんが、必ずしも楽しくなくてもよいのです。たとえば音楽が、患者が自分の実存への深い洞察に至る内省を促す契機であってもよいのです。音楽療法の目的は決して、患者に音楽を聴いてもらう・唄ってもらうことではありません。それらは、よい時間を患者に過ごしてもらうための手段であって、目的ではないのです。音楽がほかの芸術と違う最大の点は、嫌でも耳に入ってくることです。見たくないものは目をつむればいい、不味いものは口に入れなければいい、また体を傷つけるものは触れなければいいのです。しかし音楽は、望むと望まないとにかかわらず、そこにいるすべての人の耳に届きます。患者の中にはそのとき、静かなところでじっとしていたい方や、鳴っている音楽を聴きたくないと思うひともいるかもしれません。

音楽が治癒（cure）のためにできることは何もありません。もし音楽療法士が〝私の演奏を通して患者をよくする〟と考えているならばそれは尊大・傲慢であり、〝音楽のもつ力を通して患者をよくする〟と考えているならば音楽について過信しています。音楽療法士のあるべき姿は〝私は何もできない。それでももし、少しでも患者のために役立つなら、自分のもっているものを役立てたい〃というものです。宗教家に置き換えると、もし〃自分は真理を知っている。それをみなに教えてあげよう〃というのなら、それは傲慢で排他的です。信頼できる宗教家とは〃自分は真理の一端に触れたに過ぎない。でもそれがみなさんのお役に立つならばお話ししましょう〃という姿勢でしょう。耐えている患者は、それだけでエネルギーを消耗しています。そのうえ音楽療法の場でいろいろやらされるのは、患者にさらなる負担を強いることになりかねないことに、音楽療法士は常に気をつけるべきです。

ホスピスなどの死を前にした患者はとくに、研ぎ澄まされた感覚をもっています。目の前にいるひとが何のため・誰のためにそれを行い、口にしているのか、一瞬で見抜いてしまいます。今、自分たちの前にいる音楽療法士が、自分たち患者のために行っているのか、療法士の自己満足のために行っているのか、言葉を交わさなくてもわかるのです。情景1のB教授の場合も、患者はすぐにそれを見抜いてしまったため、ナースがお願いしないとセッションの場に集まってこなかったのです。

患者の前に立つ際に求められること

音楽療法士に限らず、何かのはたらきかけをすべく患者の前に立つ人には、以下のことが求められます。

まず、その場・その瞬間の患者の気持ちを、言葉を交わさなくても感じ取れること。患者の体調や気分は刻々と変化します。最初は楽しいと思っていても、疲れのために途中からしんどいと感じるようになるかもしれません。患者に「しんどいから休ませてください」といわせるのではなく、患者の表情や仕草、雰囲気からそれをくみ取れることが大事です。

第二に、自分の言動が患者に与えた影響を瞬時に感じ取れること。はたらきかけが作用する以上、反作用が起こり得ます。あるいは、たまたま口にした話題が患者にとって辛い思い出と結びつくかもしれません。一方通行のはたらきかけではなく、患者の反応を敏感に感じ取り、内容を変化させていくだけの柔軟性が求められます。

第三に、そしてもっとも重要なことは、患者の状態がよくなることを何よりも大事と思えることです。自らがよいと信じるものを患者に行い、その反応を見たいと思うのは人情でしょう。しかしその思いが強くなると、独善や偽善につながりかねません。患者の状態や思いによっては、一音も音を発さないまま患者の手を取るだけでセッションを終えても〝よし〟とする覚悟と心構えが必要です。そういう姿勢は自然に患者に伝わり、そういうひとによるはたらきかけは自然に患者に受け入れられるでしょう。

医療は病気を治療することを目的とします。治療が成功すると症状が緩和され、病気との戦いに費やされていたエネルギーを患者は、これからの人生に振り向けることができます。しかし、すべての病気が治癒できるわけではありません。音楽は、症状を和らげてケアの質の向上に役立ちます。さらに音楽は、聴いているひとに人生の目的や希望を与えることができます。音楽は、医療が行う治療はできませんが、医療が届かない魂の救済を患者にもたらしうるものなのです（図7－1）。音楽療法士は、音楽のもつこの限界と可能性を十分に理解して、患者の前に立ってほしいと思います。

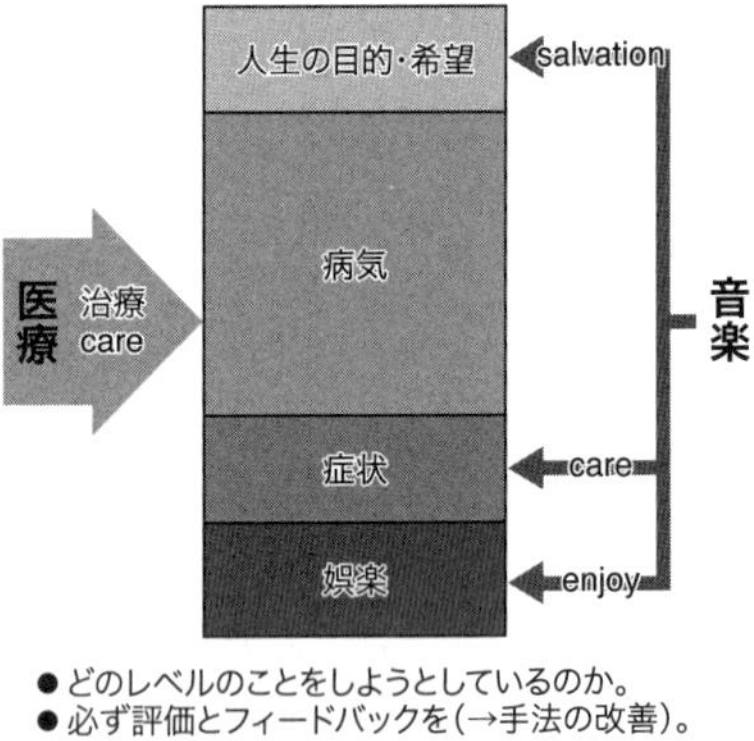

図7－1　音楽ができること。

現場からの理解を妨げる音楽療法士

音楽療法士は医療職ではありません。日本では音楽療法士は国家資格ではなく、学会が定めた私的な資格です。音楽大学に音楽療法士の育成コースが設置されており、有資格者のほとんどは音楽家です。言い換えると、医療職や福祉職の資格をもちつつ、さらに音楽療法士の資格をもっているひとは限られています。音楽大学での養成が主となるため、どうしても医学的知識が十分とはいえません。また、科学的思考・アプ

❶ “音楽は特別”がスタート地点
……思うのは勝手。それを証明するのが仕事

❷ “自分たちは高いレベルのことをしている”との妄信
……思うのは勝手。評価するのは周囲

❸ “自分のやり方は唯一無二で最高”
……患者はどう感じてる？　同僚はどう思ってる？

❹ “音楽療法にエビデンスは必要ない”
……いつの時代の医療現場で仕事をしているの？

❺ “音楽療法士が認められないのは周囲の理解不足”
……認めさせるのがあなたの仕事

❻ “医師やナースが協力してくれないからできない”
……彼らがどんな仕事をしているか知っていますか？

図7－2　こんな療法士、近くにいませんか？

ローチのトレーニングも不足しています。その結果、医療や福祉の現場や医学や科学への理解が乏しいまま、患者の前に立つ音楽療法士が出てきてしまいます。しかも本人は、自分の間違いに気づきません。私がこれまでに遭遇した実例をあげてみます（図7－2）。

第一に、〝音楽は特別だから〟〝音楽はほかにはない効果があるから〟と何の疑いもなく口にする音楽療法士がいます。ほかの非薬物療法に対する音楽の優位性への妄信が出発点となっています。音楽のもつ力を信用することは構いません。というより、そういう確信があるからこそ音楽療法を行う動機が生まれてきたのです。しかし、それはあくまでその人の考えであり印象です。画家は絵画が、詩人は詩歌が優れていると主張するでしょう。もし、音楽がほかのものより優れているとするならば、その証明責任

は音楽療法を行うひとにあります。

第二に、自分たちは高いレベルのことをしていると信じているひとがいます。以前私が音楽療法の学会で、エビデンスとそれを求める姿勢の大切さを講演しました。すると終了後、一人のベテランの音楽療法士の方が近づいてきて「私たちは高尚なことをしている。先生はそれを数字とかデータという下等なものに引き下げるのですか」と真顔でいいました。高いレベルかどうかを決定するのは、客観的な第三者です。決してそれを行っているひとの思い込みが決めるのではありません。

第三に、自分の音楽療法のやり方に何の疑問も抱かない音楽療法士がいます。患者がどう感じているか、スタッフがどう思っているか、まったく気にも留めないひとがいます。どんな治療も、その方法が本当によいのか、自分が想定したとおりの効果を生み出しているのか、チェックと振り返りが必要です。そうすることによりさらに方法が洗練され、よりよいものになっていくのです。自分の行いが唯一無二で最高と思った瞬間、そのひとの成長は止まります。

第四に、音楽療法にエビデンスは必要ないと今でも思っている療法士がいます。繰り返し述べたように、現在の医学は好むと好まないとにかかわらず、エビデンスを避けては成立しません。それをまったく顧みない療法士が、ほかのスタッフから信用されるとは到底思えません。

第五に、音楽療法士が現場で認められない、別のいい方をすると国家資格化しないのは、周囲の理解が不足しているからだと主張するひとがいます。認めさせるにはエビデンスが要ります。音楽が好きで、音楽療法に実際に携わったことのあるひとなら、その効果を理屈抜きで実感したでしょう。しかし、スタッフのほとんどにそのような経験はなく、ましてや医療制度を決める厚生労働省の官僚のほとんどは、音楽療法にまったく興味も関心もありません。そのようなひとたちにも音楽療法の有効性を納得させるためには、誰でもわかるデータという形で効果を示すほかないのです。

第六に、病院や施設で医師やナースが協力してくれないから音楽療法ができない、というひとがいます。「寝る前に患者にＣＤで音楽を聴かせたらよいと思った。それをナースにお願いしたがやってくれない。こんな職場ではやってられない」というのです。ナースがどれだけ大変な仕事をしているか、そのひとは知りません。夜勤はたいてい二〜三名で四〇〜五〇名の患者の世話をします。ナースには仮眠時間は設定されているものの、それをとる間もなく、一晩中走り回って過ぎていくこともしばしばです。とくに就寝前は、眠前薬の投与や状態チェックなど、もっとも忙しい時間帯の一つです。そのときにさらなる仕事をナースに依頼するには、よほどの必要性と有用性がないといけません。その療法士はどうするべきだったのでしょうか。数日あるいは数週間、就寝時間まで病院にいて、自分で患者にＣＤを聴かせ、就眠するまでの時間を計測するべきだったのです。さらに、音楽を聴かせた夜とそうでない夜とで、ナースコールの回数や睡眠薬の頓服の服用回数がどのように違うかを、スタッフ・ミーティングなどの場でデータで示すべきでした。そこまでしてはじめてスタッフは、〝それだけの効果があるならやりましょう〟といってくれるのです。有効性の証明責任は行うひとに存在します。

音楽療法に副作用はない？

〝音楽療法に副作用は生じない〟といいます。本当でしょうか？　多数の報告を集めたシステマティック・レビューでは、統計学的に見て有意な副作用はなかったと記載されています。たとえば上岡（Kamioka）らはそのレビューの中で、副作用のないことを音楽療法の最大の特徴の一つにあげています[1]。しかし、心身に何かのはたらきかけをすれば作用とともに反作用が生じうることは、医療に携わる者にとっては当たり前のことです。反作用の軽重はありますが、〝軽い〟というのと〝ない〟というのでは意味するものはまったく違ってきます。確かに、薬物治療や外科治療にともなうものの、即、命に直結するような副作用はないかもしれません。しかし、〝副作用はない〟という思い込みそのものが、副作用を見逃している原因になっているかもしれません。私は、音楽療法にも副作用はあると思いますし、実際に経験もしています。

一例をあげましょう。

情景3　私が医師になって三年目のこと。勤務していた病院の精神神経科のベテランのＤ先生が、「佐藤先生は音楽療法に興味があるのだってね」と前置きして、以下のような体験を話してくださいました。

Ｄ先生が医師になって数年目、六〇歳前後の女性の入院患者を受けもちました。その女性は、変わったお願いを若き主治医にし続けました。〝子守唄を唄ってほしい〟というのです。診察に伺うたびに、廊下で出会うたびに、患者はＤ先生に「子守唄を唄って」とお願いしました。先生がやんわり断ると「そうですか」とすぐに引き下がりましたが、翌日もその翌日も、必ずそのお願いをし続けました。入院一か月も過ぎ、薬物療法や心理療法、作業療法などにより女性の容態が落ち着いてきたある日、いつものように回診にいくと、いつものように女性はＤ先生に「子守唄を唄って」といいました。「先生、私ももうすぐ退院でしょ。入院の記念に一度だけでいいから」。その言葉にＤ先生は、仕方がないな、と子守唄の一番を一回だけ唄って聴かせました。「ありがとう」と患者は満足そうに笑みを浮かべていました。

数時間後、Ｄ先生のもとに病棟ナースから電話がかかってきました。その患者が〝赤ちゃん還り〟を起こし、一人で歩くこともできず、アバアバといいながら尿便もオムツに垂れ流しているとのこと。D先生が行くとそこには、退行を起こした女性の姿がありました。赤ちゃん還りからもとの状態に戻るまでには、数か月を要しました。

「子守唄一曲で、患者の状態を一気に悪くしてしまうこともある。だから佐藤先生、音楽といえども間違いなく副作用はある。そのことは忘れずにいてほしい」とD先生は私におっしゃいました。

疾患対象と治療のタイミング、そして選択する曲を間違えると、治療を数か月間逆戻りさせてしまうのです。このような事例は、多数を対象とした統計では埋もれてしまいますが、現場に携わる者にとっては大変重要なことなのです。たとえば、某製薬メーカーが世界初の糖尿病体質改善薬を開発しました。糖尿病とは、すい臓からのインスリンというホルモンの分泌が低下し、高血糖をきたす疾患です。高血糖が続くと動脈硬化や、さまざまな病気を引き起こします。その薬は、インスリンに対する体の反応性をアップさせるという触れ込みで、それまで用いられている血糖降下剤にそのまま追加して用いられることから一気に広がりました。

新薬の開発は、二〇年にも及ぶ歳月と、一〇〇〇億～二〇〇〇億円もの巨額の費用をつぎ込んでなされます。動物実験から始まり、少人数での安全性の検討、そして多人数での効果と安全性の確認というように、厳密な手順にのっとって厳しい評価をくぐり抜けたものだけが、新薬として世に出ることができます。つまり、薬剤として承認された段階で、かなりの程度安全性は保証されているのです。

しかし、この糖尿病体質改善薬の服用者の中から、劇症肝炎を起こすひとが現れました。頻度はきわめてまれで、劇症肝炎を起こした機序もわかりませんが、死に至った患者もいました。その製薬会社は数年で、その薬の販売を中止しました。二〇年の歳月と二〇〇〇億円の投資が、無に帰してしまいました。のちの研究で、ある種の遺伝子をもっているひとだけが、この薬との相性が悪く劇症肝炎を引き起こすことがわかりました。その遺伝子をもっているひとは三〇〇〇万〜五〇〇〇万人に一人といわれています。日本国内でも二〇〜三〇人です。しかし、内服時点で誰がその遺伝子をもっているかは確かめることはできないので、その薬剤は販売中止をする以外なかったのです。〝大多数の人は大丈夫で恩恵を被るのだから、それくらい目をつむっても〟という論理は、医学では成立しません。それだけ厳しい基準で治療法が選ばれているのが、医学の現場なのです。

音楽療法での副作用が問題になりにくい理由として、構造的な要因もあると思います。常勤の音楽療法士のいる病院は全国でもわずかです。病院や施設で行われている音楽療法のほとんどは、週に一〜二回のセッションの時間になると音楽療法士がきて、終わると帰っていきます。つまり、患者がその後どのようになったか、落ち着いて過ごせたのか、あるいはかえって興奮して異常に落ち着きを失ったのか、音楽療法士が知ることはありません。情景3でも、赤ちゃん還りが起こったのはD先生が子守唄を唄ってから数時間後です。つまり、音楽療法によって生じる副作用のリスクとその対応は、病院や施設のスタッフが負っているのです。音楽療法士はセッションを気分よく終わり、そのあとどうなっているかは知らないというのでは、やりっぱなしという誹《そし》りを受けても仕方ありません。

音楽療法にも副作用はあります。この当たり前のことを心に留め、自らのはたらきかけの結果を最後まで見つめることが、エビデンスの蓄積とほかの職種からの信頼を得るために重要と考えます。

私の取り組み

私が二〇二〇年まで所属していた三重大学医学部は、二〇一二年に新病院が完成しました。それを機に、当時の院長から〝ほかにはない特色のある取り組みを〟との申し出があり、大学病院内に「音楽療法室」が設置され、私は室長を兼任していました。といっても特別な部屋があるわけではなく、毎週一回一時間の自由診療として認知症患者を対象にグループセッションを行いました。音楽療法士の資格をもつ私の講座の大学院生がセッションを担当し、毎回十数名の患者とその家族が参加してくださいました。

この取り組みを始めるにあたって私が留意したのは、対象とする症候とそれに対し施行する音楽療法の内容を明確に規定することでした。セッションの各部分には、具体的な目的が設定され、それぞれに対してエビデンスに基づいた、あるいは病態・機序からも医学的に妥当と思われる手法が用いられました。毎回、私と療法士がディスカッションしてセッション内容を決め、終わったらその日のセッションを振り返り、改善点を次回に活かすようにしました。二〇二〇年の春に、新型コロナウイルス感染症と私の転勤で終わるまでの八年間、患者からも家族からも、大変好意的な評価をいただきました。

第2章で紹介した「御浜・紀宝プロジェクト」は、始まってから十数年を経た現在も続いています。御浜町と紀宝町で、毎週約八〇名の高齢者が、公民館などに集まって音楽体操を行っています。新型コロナウイルス感染症が蔓延していた時期には休止を余儀なくされましたが、それを契機にオンラインを活用した音楽体操の取り組みを始めました。講師・生徒ともに自宅にいながら参加できます。当初はあくまで対面開催の代替案でしたが、始めてみるとこれまでの教室には参加しなかったであろう方々がオンラインの教室には参加してくださっており、新たな可能性が見えてきています。オンラインによる音楽体操は、高齢化と人口減少に悩む僻地《へきち》や島嶼《とうしょ》地域でも施行が可能で、応用の範囲が広がると期待されます。

第3章で述べたメロディック・イントネーション・セラピー（ＭＩＴ）は、日本語版の有効性の確認は終え、手法を広く伝える段階に至りました。先にも述べたように、間違った方法で行われたＭＩＴは、本来得られるはずの効果を患者にもたらさないばかりか、有効性への疑義を医療従事者や患者に生じさせかねません。そのため私たちは二〇二一年春に日本メロディックイントネーションセラピー協会（日本ＭＩＴ協会）を設立しました。会長はＭＩＴ日本語版の制作者である関啓子先生です。関先生は自らも脳梗塞により失語症と片麻痺を発症されましたが、非常な努力でもって驚異的な回復を遂げられました。同協会は二〇二二年春に一般社団法人化され、ＭＩＴ日本語版の手法を身につけた「ＭＩＴトレーナー」の資格制度が整いました。今後、同資格者の氏名・施設を協会のホームページで公開することにより、全国の失語症患者がＭＩＴを受けられる環境を整えていきたいと考えています。

第4章のパーキンソン病、第5章の脳卒中に対する音楽療法も、細々とではありますが続いています。これらは、以前は大学院生の研究テーマとして行っていましたが、院生のいない現在は共同研究として、リハビリ病院や施設で施行しています。

適切な方法と評価法を用いることにより、音楽療法のもつ可能性はさらに広がっていくと期待されます。これからも、科学に基づいた医学的に正しい音楽療法を患者に届けていきたいと思います。

百里の道も一歩から

これまで、科学に基づいた音楽療法について、現時点でのエビデンスを中心に述べてきました。音楽療法は、認知症や失語症、脳卒中による麻痺、パーキンソン歩行などに有効でした。また、疾患横断的に不安を和らげるのではないかというコクラン・ライブラリーの記載もありました。一方で、現在の医学におけるエビデンスの重要性と必要性、脳が光る写真では有効性の証明にはならないことをお話ししました。音楽療法も例外ではありません。地道にデータを積み重ねていくことが、医学で音楽療法が認められるための第一歩です。そこには当然、それを行うひとの問題も関係してきます。現場で信頼を得ることができなければ、音楽療法が広がることはありません。遠くて長い道、それがエビデンスなのです。そして百里の道も一歩一歩の積み重ねにより、いつかはゴールに到達できるのです。

老・病・死は誰もが等しく通る道です。しかも、それに向き合うのは究極的にはそのひと自身です。誰も代わりに死ぬことはできません。医者と患者の共同作業も、その結果を引き受けるのは、最後は患者自身なのです。医者はそのとき、自らの非力を痛感します。ときには〝なぜこの人に、このような責め苦を〟と天を呪う気持ちに襲われたりします。しかし、そのような状況にあっても音楽は慰めと力を与えることができます。治癒することはできなくても、荒れる心を和らげ、ときには生きる意味を見いだすきっかけを与えてくれたりするのです。

ギリシャ神話の神アポロンは、音楽の神であると同時に医学の神でもありました。アートという語は芸術という意味でも、技術という意味でも用いられます。音楽と医学はともに、ひとの存在を支えます。音楽は上から、医学は下から。音楽は素晴らしいです。音楽には汲めども尽きぬ力があります。医学と音楽の境界がなくなり、両者が一体となって患者に提供されるようになったとき、本当の意味で音楽療法が臨床の現場に根ざしたということができると私は思います。その日がきっとくることを、私は信じています。

あとがき

私は神経内科医で、神経心理学を専門としています。この八年間はおもに、認知症を対象に仕事をしています。私は、音楽大学を卒業してから医学部に入り直しました。そこには、いくつかの偶然ではあるものの、あとからみると必然ともいうべき〝神の見えざる手〟がはたらいていました。医学と音楽という一見無関係な二つの領域も私の中ではともに、仕事そのものが自分を高め真理へと向かうという意味で同じ源をもっています。進路変更の経緯については、拙著『現役医師：この仕事で大事なこと』(二一世紀アート)にくわしく書いています。医師となってからは、音楽の脳内認知メカニズムについて研究しながら、臨床の第一線ではたらいてきました。医師は常に、自分のしていることが患者に役立つか、意識しています。私が音楽を自分の患者に活かそうと思うのも、至極当然といえるでしょう。いつの頃からか、私は音楽療法の専門家と周囲からみなされるようになりました。それは名誉なことではあるのですが、活動の中心が神経内科の診療であり神経心理学の研究で、音楽療法はそこから必然的に派生してきたものであることに変わりはありません。

音楽療法を自ら行い、それについて発表し論文を書き、多くの音楽療法士と接する中で、音楽療法のもつ可能性を確信するとともに、現状への物足りなさが募ってきました。〝科学に基づいた療法をしよう〟という、医学ではきわめて当たり前のことが、なぜか音楽療法士には受け入れられない時期もありました。しかしこの一〇年、状況は確実に変わってきています。若い音楽療法士が、科学的な思考と医学的なトレーニングを積み、真摯に患者に向き合う機会が増えてきています。常に音楽とともに人生を歩み、人生の節目に常に思い出に残る音楽があり、音楽のもつ力に幾度も勇気づけられ魂が救われる思いをしてきた私にとって、それは願ってもないことです。

そのようなタイミングで、化学同人からＤＯＪＩＮ選書シリーズの一つとして、音楽療法について書かないかとの誘いをいただきました。これまでも複数の出版社から同様の依頼を受けたことがありましたが、いずれも読者の喜びそうな話題について、喜びそうな結論を提示することを求められ、成約には至りませんでした。しかし、化学同人の津留貴彰さんからは最初に〝科学的に正確であることを第一に〟との条件を提示されました。これは、私にとってよい意味での衝撃でした。津留さんとディスカッションを重ねるうちに、この本の全体の構成が固まっていきました。津留さんの的確なアドバイスなくしては、このような形で世に出ることはなかったでしょう。改めてこの場を借りてお礼申し上げます。

執筆に際し、私が何よりも大事にしたのは、科学的な正確さです。現時点でエビデンスとして成立しているもの、限りなくエビデンスに近いもの、自身のものも含め報告はされているがまだ研究途上のものを、それぞれ明確にしつつ記載したつもりです。これまでに個別の項目で書いた原稿に改変を加え、はじめて書く事項については文献を調べるところから行いました。二〇一六年八月末時点での、とくに脳疾患に関する音楽療法のエビデンスについては、おおむね網羅されていると思います。ときに医学的に専門的な内容に立ち入り過ぎたかもしれません。一般の読者にも理解できるように、できるだけわかりやすく書いたつもりですが、私の筆力の不足から読者が戸惑う箇所があるかもしれません。いうまでもなく、書かれていることがらに関する一切の責任は私にあります。

私は今、母校の三重大学で仕事をしています。部下というより、研究の同僚としての田部井賢一助教と一緒に、博士・修士課程の大学院生たちと研究や音楽療法を行っています。とくに、認知症患者に対する音楽療法は開始から六年が過ぎ、発足以来大学院生の阿部真貴子さんが担当し、患者と家族から絶大な信頼を集めています。彼ら・彼女らを指導することが、私の次への意欲の源になっています。卒業していった者も含む彼ら・彼女らに、お礼をいいたいと思います。

科学は進歩します。この本で書かれたことも、ゆくゆくは古い内容として現状とそぐわなくなってきます。その時期が近ければ近いほど進歩の速度が速いということになり、私にとっては喜ばしいです。出版社にとっては、書かれた内容が早期に陳腐になってしまうことは、あまり歓迎されないのかもしれませんが。

新たな知見を交えた続編を書く日の訪れることを願って、筆をおくことにします。

二〇一六年九月一四日　　学会で訪れている熊本のホテルにて

佐藤正之

文庫版あとがき

二〇一七年の暮れも押し迫った一二月二六日の夜八時すぎ、講座でのミーティングを終えた私は研究室で、前の月に伊勢市で行った市民のための講演の録音を聞きながら、メールをチェックしていた。すると、両側の奥歯がきりきりと痛み出したかと思うと、数秒後には胸から背中にかけて猛烈な痛みが走り、椅子から床に転げ落ちた。助けを呼ぼうと扉のところまで床を這《は》っていった。扉を開けてみると、廊下を隔てた若い医師のいる部屋の電気は消えていた。やるべきことはたくさん残っている、しかしこれまで突っ走ってきたことへの悔いはない、ここで終えてもいいかと一瞬思ったが、子供たちの顔が浮かび、最後までやってみようと思い直した。そのときには左上肢も麻痺していた。ふたたび這いながら机までいき、椅子になんとかよじ登って、若い医師を呼ぼうとスマホを取り出した。まっすぐに座っておれず、右手だけで十数回やり直して、やっと電話が通じた。すぐにかけつけてくれて緊急手術……。私は意識を失って、途中から覚えていない。

大動脈解離であった。頸動脈から大腿動脈まですべて裂けていた。二日後にＩＣＵで目が覚めたら脚が動かなくなっていた。脊髄梗塞を合併し、後遺症として下半身麻痺と膀胱直腸障害が残った。車椅子生活で身障一級……。半年間の入院を経て、翌年の七月から仕事に復帰した。

「病気でつらかったとき、音楽が支えになったでしょう」と多くの人からいわれた。逆であった。三か月間は音楽を聴く気にならなかった。それだけの余裕もエネルギーもなかったのだろう。自分でも不思議なことに、車椅子生活になっても気分が落ち込むことはなく、平常心を保っていた。もしかしたら自分を守るために、そういう気分を抑圧して表に出さないようにしているのではないかと思った。音楽を聴いて、内省を余儀なくされ、抑え込んでいたものが溢《あふ》れ出てきたら……。ある日、ノートパソコンの小さなスピーカーで、チャイコフスキーの弦楽四重奏曲を聴いた。何も起こらなかった。それ以降、普通に音楽を聴くようになった。

本書の初版はＤＯＪＩＮ選書で発売され、そこそこの反響を呼んだ。幸いよい評価をいただき、ある週には「ツイッターでもっとも頻繁に取り上げられた本」の第三位になった。音楽療法を学びたい、知りたいというひとが、全国にたくさんいることを知った。その一人である九州のご婦人から編集部に手紙をいただいた。パーキンソン病のご主人に、本書で取り上げたメンタル・シンギングを試みたところ、スタスタと歩けるようになったということで、丁寧なお礼の言葉が並んでいた。とくに嬉しいのは、高校生などの若いひとたちが、課題研究の参考書として用いてくれたことである。毎年のように、見知らぬ高校生から「音楽療法について教えてほしい」という連絡をいただいた。会って話をし、質問を受けて、彼ら・彼女らの知性の高さと感性の瑞々しさに感心した。その中には、金沢大学の野田笑加さんのように、医学の道に進んだひともいる。才能の塊ともいうべき彼ら・彼女らの姿はとても眩しい。将来彼ら・彼女らの中から、日本の音楽療法をさらにレベルの高いものに発展させていってくれるひとが出てくると期待している。

本書は二〇一七年に発刊されたＤＯＪＩＮ選書『音楽療法はどれだけ有効か─科学的根拠を検証する』を文庫本にしたものである。この機会に、近年の音楽療法の進歩を反映して、内容の加筆を行った。私が専門とする脳神経疾患が中心だが、この領域に限っても音楽療法の報告の質・量の向上には目を見張るものがある。わが国に限らず、音楽療法においてもデータでもって有効性を証明することの重要性が、広く理解されるに至った故であろう。本書には二〇二二年七月末時点でのエビデンスが、概ね網羅されている。今回も何より科学的正確さを第一にしたつもりである。間違いがあれば、ひとえに私の勉強不足のためである。

故あって二〇二〇年七月に、一〇年務めた母校の三重大学を辞し、東京都立産業技術大学院大学に赴任した。車椅子での東京での単身赴任生活は、誰からも「無謀だ」といわれた。実際やってみると、宅配制度の行き届いた都会では、不便ながらも充足した生活を送ることができた。同大学には、本書にも登場する三重大学の講座での同僚・部下である田部井賢一先生、阿部真貴子さんが在籍している。彼らに助けられながら、さらに広く深く研究を進め、世の中に役立つ取り組みを進めている。私の研究者としてこれまでに得た幾ばくかの知識を、本書を通して続くひとたちに伝えられたら、これに勝る喜びはない。

最後に、DOJIN選書のときと同様、本書の発刊には化学同人の津留貴彰さんに大変お世話になった。この場を借りてお礼申し上げたい。

音楽療法は進歩し続けている。新たな知見が積み重なって〝第三版〟を出す日が遠からずくることを、心から願っている。

二〇二二年八月一五日　七七回目の終戦記念日に東京にて

佐藤正之

結果	2016年8月以降の新規報告	Update版（原点版の年）	Updateでの追加報告数
側頭葉切除術をともなう脳梁離断術は，前者だけよりQOLやIQを改善。音楽療法を含む他の介入で発作のコントロールへの有効性を示したものなし			
メタアナリシスできず。症例数が少ないうえに，ドロップアウトが多い（21%）。評価不能		○ (2010)	
非麻痺側上肢抑制療法，メンタル訓練，鏡療法，感覚障害に対する介入，バーチャルリアリティ，集中訓練は有効。音楽療法については将来の課題			
RCTがなく，評価不可能			
データがさまざまでメタアナリシス不可能		○ (2010)	不詳
研究のバイアスが大きく，QOL，痛み，不安に明らかな有効性は確認できず			
組み入れ基準を満たす論文なし			
メタアナリシス不可能。介入後6～8週間の時点で，最大呼気圧が良好		○ (2010)	1

QOL：quality of life

報告者	年	対象疾患・症候	報告数	解析対象症例数
Jackson, C. F.	2015	てんかんと知能障害に対する非薬物的介入	1	不詳
Irons, J. Y.	2014	気管支拡張症に対する歌唱	1	51
Pollock, A.	2014	脳卒中の上肢麻痺に対する介入	1840	不詳
Cogo-Moreira, H.	2012	失読の読みに対する音楽教育	851	不詳
Sinha, Y.	2011	自閉症に対する聴覚統合訓練	6	182
Bradt, J.	2011	終末期ケア	5	175
Lawrence, S.	2010	PTSD に対するスポーツ／ゲーム	5	不詳
Irons, J. Y.	2010	嚢胞性線維腫症に対する歌唱	1	40

結果	2016年8月以降の新規報告	Update版（原点版の年）	Updateでの追加報告数
音楽療法は，通常の治療に追加して行うことにより，うつに対して短期間有効		○ (2010)	不詳
1～3か月の音楽療法は，通常の治療に追加して行うことにより，薬物欲求が減少し，治療意欲が増加。うつや不安，治療の継続・しらふに留まることへの意欲についての効果は明らかでない	○		
週1，2回，1回60分のセッションを6～24週間施行。FEV1が増加。身体の状態も改善。研究の質は低い。長期効果は報告なし	○		
エビデンスの中等度の質としてうつと問題行動を軽減。低い質では情動とQOLを改善。認知機能には効果なし		○ (2011)	不詳
麻酔に音楽聴取を加えると，術後1・24時間での痛みをより軽減		○ (2011)	不詳
乳癌患者のうつ，ストレス，不安，疲労，ボディイメージへの効果は確認されず。個々の報告も，気分や精神的健康，痛みへの効果もなし		○ (2011)	1
音楽療法を含め，明らかな効果は得られず。行動的介入が小児の栄養と成長に短期間有効との散発的報告はある		○ (2008)	8
リラクゼーションにより痛みが軽減。音楽については有効性確認できず		○ (2006)	
音楽療法は小児麻酔時の不安に無効		○ (2010)	11
音楽により睡眠の主観的質・量の改善が示唆されるが，研究の質が低くさらなる研究が必要			

報告者	年	対象疾患・症候	報告数	解析対象症例数
Aalbers, S.	2017	うつ	9	421
Ghetti, C.	2022	薬物過剰摂取（アルコールを含む）	21	1984
McNamara, R. J.	2017	成人のCOPDに対する歌唱	3	112
van der Steen, J. T.	2018	認知症	22	1097
Zimpel, S. A.	2020	帝王切開での痛み	2	115
無効				
Bradt, J.	2015	癌患者の心理的・身体的症状に対するダンス／運動療法	3	207
Goldbeck, L.	2014	嚢胞性線維腫症の患者・家族への心理的介入	16	556
Smith, C. A.	2011	陣痛時の痛み	11	1374
Manyande, A.	2015	小児麻酔の導入時の非薬物的介入	28（うち音楽療法は一つ）	2681
評価不能のため現時点で効果の有無は不明				
Hu, R. F.	2015	ICUでの睡眠促進への非薬物的介入	30	1569（うち音楽350）

結果	2016年8月以降の新規報告	Update版（原点版の年）	Updateでの追加報告数
3日～8か月間の音楽療法は，症状を全体的に改善し，自閉症の重症度を大いに低下させる。QOLにも軽度の効果。社会的相互関係や言語的コミュニケーションには無効		○ (2014)	16
音楽聴取は，人工呼吸器使用中の患者の不安の軽減に有効。呼吸数，収縮期血圧の低下から，リラクゼーション効果と思われる。鎮静や鎮痛にも有効かもしれない。しかし，報告の多くがバイアスが大きく，結果の解釈には注意が必要		○ (2010)	6
音楽は，患者の自己報告による不安を改善。しかし，身体的影響や薬物使用については効果は乏しい			
音楽聴取は，術前の不安の軽減に有効。心拍数，拡張期血圧にも軽度の効果。収縮期血圧，呼吸数，体温には効果なし。報告のバイアスが強く，結果の解釈には注意が必要			
音楽聴取は不安に，とくに心筋梗塞後の患者に対し有効。収縮期血圧，心拍数，呼吸数，睡眠の質，痛みにも有効。しかし，報告の多くがバイアスが大きく，結果の解釈には注意が必要		○ (2009)	4
音楽療法は，通常の治療に追加して行うことにより，全身状態，陽性・陰性の精神状態，社会的機能，QOLに対して有効。長期効果やセッションの数・内容については今後の課題		○ (2013)	不詳
RASは以下を改善：歩行速度，歩幅，歩調，上肢機能のタイミング，失語症患者のコミュニケーション，呼称，復唱。記憶と注意には明らかな効果なし		○ (2010)	22
音楽療法群では術後疼痛のスケール，モルヒネ使用量ともに低下			
非薬物治療のなかで，音楽療法は痛みの軽減効果がみられた			

報告者	年	対象疾患・症候	報告数	解析対象症例数
Geretsegger, M.	2022	自閉症	26	1165
Bradt, J.	2014	人工呼吸器使用中の患者	14	805
Drahota, A.	2012	環境による入院患者の健康への影響	102（うち音楽85）	不詳
Bradt, J.	2013	手術前の不安	26	2051
Bradt, J.	2013	心冠動脈疾患の患者の心理的・身体的症状	26	1369
Geretsegger, M.	2017	統合失調症	18	1215
Bradt, J.	2010	脳損傷（脳卒中を含む）	7	184
Capeda, M. S.	2010	痛みの緩和	51	1867
Renner, R. M.	2007	妊娠中絶時の痛みに対する非薬物療法	40	5131

サウンドブロックを低音を右，高音を左に並べ，右から左に演奏する	改善
左に行くほどピッチが高くなる 12 音（1 オクターブ）の棒を立てる。①右から左にすべての棒を鳴らす（3 回），②なじみの曲を弾く，③家庭学習。1 日 30 分，4 日／週，4 週間	1 週間後には改善
キーボードで下降音階を弾く。3 種類の音のフィードバック：①鍵盤と鳴る音が一致，②無音，③ランダムな音が鳴る。	鍵盤と鳴る音が一致した場合にのみ改善
パソコンに接続した 12 個のパッド。パーカッションとピアノの音でリズムや音階を弾く。1 日 30 分，8 週間	紙上の検査と日常生活の療法で症状が改善
身体の中心から左に向けて音が高くなるようにサウンドブロックを並べ，患者はバチで順に叩く。ブロックの数を次第に増やしていく	線分抹消検査は改善したが，線分二等分検査では変化なし

結果	2016 年 8 月以降の新規報告	Update 版（原点版の年）	Update での追加報告数
週 3 ～ 5 日，25～60 分の音楽聴取は，不眠患者の主観的な睡眠の質を改善			
音楽療法は，成人の癌患者の不安の軽減に大きな有効性。うつにも中等度の効果。希望も増加。気分は変化なし。痛みを中等度の軽減。小児についても不安を軽減		○（2010, 2015, 2016）	29
音楽聴取は，コルポスコピー時の不安を有意に軽減		○（2010）	

楽器演奏による介入			
阿比留	神経内科	2007	慢性期 USN 患者 1 名
Bodak, R.	*Front. Hum. Neurosci.*	2014	慢性期 USN 患者 2 名
Bernardi, N. F.	*J. Neuropsychol.*	2015	亜急性期～慢性期 USN 患者 11 名，年齢が一致した右半球損傷 12 名，年齢が一致した健常者 12 名
Guilbert, A.	*Neurocase*	2016	患者 BV：52 歳，女性。脳出血による重度の USN。発症後 20 か月
Kang, K.	*Front. Neurol.*	2019	患者 1：62 歳，女性，脳梗塞，発症後 26 か月 患者 2：69 歳，男性，脳梗塞，発症後 10 年

【巻末資料③】 コクラン・ライブラリーでの音楽療法のレビュー

報告者	年	対象疾患・症候	報告数	解析対象症例数
有効性が示唆（may）				
Jaspersen, K. W.	2015	不眠	6（結果は五つの報告に基づく）	314（解析対象 264 例）
Bradt, J.	2021	癌患者の心理的・身体的症状	52	3731
Galaal, K.	2015	コルポスコピー（子宮頸癌の内視鏡検査）時の不安軽減	6（結果は一つの報告に基づく）	220

ピアノ演奏。1時間／回，9回のセッション＋30分／回，6回の自宅練習。全15回	運動機能が改善し，効果は3週間後も持続
音楽グラブでビデオゲーム 1時間／回，6回／2週間	小さな物体を握りやすくなった。訓練への動機も良好
RASを用いる／用いない歩行訓練	安定性，速さ，歩幅，歩調が改善
MST	麻痺手の機能が改善。障害半球の聴覚‐運動領域の活動とネットワークが改善
リアルタイムのフィードバック／結果をフィードバック	患者やフィードバックの様式により，効果はさまざま
聴覚フィードバックを普通タイムラグをもって与えたMST	両群ともに差はなし
上下でピッチ・左右で音色が替わるフレームを使用／使わない。10日間	使用群で関節痛が減少し，日を重ねるにつれて動きがスムーズに

（第5章の文献［19］を訳・改変）

訓練方法	結果
好む／好まない音楽を聴きながら，コンピュータ上の図形を見る。4ブロック施行	好みの音楽を聴いたときに改善
快／不快な音楽，白色雑音を聴いた1分後に検査	白色雑音に比し，音楽では改善
好みの音楽を1日最低1時間，週5日間聴取	改善。効果は2週間後も持続
よく知っているクラシック音楽か白色雑音を1分間聴取	音楽では改善
介入群：ヘッドフォンで音楽もしくは物語を右から左側に動かして聞く。30分/回×15回 コントロール群：通常の訓練	介入群で線分二等分試験などが有意に改善

Villeneuve, M.	*Front. Hum. Neurosci.*	2014	慢性期	
			13 名	なし
Friedman, N.	*J. Neuroengineer Rehabil.*	2014	慢性期，中等度麻痺，12 名	
			—	—
Suh, J. H.	*Neuro. Rehabil.*	2014	慢性期，片麻痺	
			8 名	8 名
Ripollés, P.	*Brain Imag. Behav.*	2015	慢性期	
			20 名	—
Chen, J. L.	*Disabil. Rehabil.*	2016	慢性期，5 名	
			—	—
van Vugt, F. T.	*Restorative. Neurol. Neurosci.*	2016	発症 1 か月前後，34 名	
			—	—
Scholz, D. S.	*Front. Neurol.*	2016	発症 1 か月前後	
			15 名	10 名

François C., et al., Musical training as an alternative and effective method for neuro education and neuro-rehabilitation. *Front. Psychol.*, **28**, April 2015, DOI: 10.3389/fpsyg.2015.00475 を訳・改変.

【巻末資料②】 半側空間無視に対する音楽を活用した訓練の報告

報告者	雑誌	年	対象
音楽聴取による介入			
Soto, D.	*Proc. Natl. Acad. Sci.*	2009	USN 患者 3 名
Chen, M. C.	*Brain Inj.*	2013	慢性期 USN 患者 19 名
Tsai, P. L.	*Neuro. Rehabil.*	2013	慢性期 USN 患者 2 名
Tsai, P. L.	*Am. J. Occup. Ther.*	2013	慢性期 USN 患者 16 名
Schenke, N.	*Neuropsychol. Rehabil.*	2020	Study 1 介入群：急性期 USN 患者 11 名 コントロール群：年齢が一致した USN 患者 14 名

訓練方法	結果
接地すると音がなる装置で歩行。 15回／3週間	歩行リズムの左右対称性，スピードが改善
電子ドラムとキーボード演奏 30分／回，15回／3週間	介入群で指と手のタッピングの回数，速さ，スムーズさが改善
リズムに合わせた運動，打楽器 2時間／週，8週間	運動や柔軟性が改善し，気分もポジティブに
1時間以上，2か月間聴取 発症1週間・3・6か月後に評価	音楽群で言語性記憶と焦点性注意が改善
電子ドラムとキーボード演奏 30分／回，15回／3週間	介入群で指と手のタッピングの回数，速さ，スムーズさが改善。到達運動や回内・外が改善
1）全てRAS，2）後半20セッションをRAS，3）最後の10セッションだけRAS	早期からRASを行った群ほど歩行が改善
電子ドラムとキーボード演奏 30分／回，20回／4週間	介入群で指と手のタッピングの回数，速さ，スムーズさが改善。到達運動や回内・外が改善。運動誘発電位の増加
打楽器を鳴らしながら歌唱 60分／回，24回／8週間	肩・肘関節の屈曲が有意に改善
電子ドラムとキーボード演奏 30分／回，20回／4週間	介入群で指と手のタッピングの回数，速さ，スムーズさが改善。到達運動や回内・外が改善。運動皮質の外側へのシフト
電子ドラムとキーボード演奏 30分／回，20回／4週間	QOL改善。障害半球の活性化
個人セッション3回＋ペアのセッション。一つのグループは交代で，他方は一緒に演奏。7回。30分／回，10回／3～4週間	両群ともにⅠ－Ⅱ指タッピング，疲労やうつが改善。交代群のほうが機能・精神状態ともにより改善傾向

【巻末資料①】 脳卒中による上肢麻痺に対する音楽を活用した訓練の報告

報告者	雑誌	年	対象	
			介入	コントロール
Schauter, M.	*Clin. Rehabil.*	2003	発症1～2か月後23名を2群に	
			—	—
Schneider, S.	*J. Neurol.*	2007	亜急性期	
			20名	20名
Jeong, S.	*Applied. Nurs. Res.*	2007	発症後半年以上経過	
			16名	17名
Särkämö, T.	*Brain*	2008	急性期，中大脳動脈梗塞	
			音楽群20，音読群20，コントロール群20名	
Altenmüller, E.	*Ann. NY. Acad. Sci.*	2009	亜急性期	
			32名	30名
Hayden, E.	*Int. J. Neurosci.*	2009	発症30日以内，15名	
			30セッション	
Rojo, N.	*Brain Inj.*	2011	慢性期，症例研究	
			—	—
Jun, E. L.	*J. Clin. Nurs.*	2012	急性期	
			20名	20名
Amengual, J. L.	*PLoS One*	2013	慢性期	
			20名	20名
Grau-Sánchez, J.	*Front. Hum. Neurosci.*	2013	亜急性期	
			9名	9名
van Vugt, F. T.	*Front. Hum. Neurosci.*	2014	亜急性期	
			14名	14名

SIVD	subcortical ischemic vascular dementia。皮質下血管性認知症。脳の小血管の障害による認知症の中核をなす。ビンスワンガー病と多発ラクナ梗塞に大別され，高血圧が最大の原因である。
SPA	slowly progressive aphasia。緩徐進行性失語。メスラムが1982年に発表した緩徐に進行する失語症。のちにPPAと改称。
SPECT	single photon emission computed tomography。単一光子放射断層撮影。微量の放射性同位元素を静脈注射し，脳への分布を画像化する方法。一般には，脳血流シンチと呼ばれる。
TMS	transcranial magnetic stimulation。経頭蓋磁気刺激。頭部の表面から磁気を当てることにより脳を刺激する方法。
TMT	Trail-Making Test。A4の紙の上に数字や五十音がランダムに書かれており，それを「1」や「あ」から順に結ぶのに要した時間を測る検査。前頭葉機能や注意を反映する。「A」「B」の二つに分かれており，「A」は1から25までの数字を順に，「B」は数字と五十音を交互に（1→あ→2→い→3→…）結ぶ。
Treatable dementia	治る認知症。一見するとアルツハイマー病にそっくりであるが，調べると治療可能な原因が潜んでいることがある。そういう疾患をまとめていう。
TSH	thyroid stimulating hormone。甲状腺刺激ホルモン。下垂体から分泌される。
USN	unilateral spatial neglect。半側空間無視。脳の障害と反対側の空間への注意がはたらかなくなる症状。頭頂葉の障害で生じる。
VBM	voxel-based morphometry。MRIで撮像した脳の容積を比較する方法。
WAB	Western Aphasia Battery。米国で開発された，失語症を評価するための検査。世界で広く用いられ，日本語用にも標準化されている（WAB失語症検査）。
コクラン・ライブラリー	医学的なエビデンスを提供する，世界でもっとも権威あるサイト。

MST	music-supported training。音楽を患者の機能改善のツールの一つとして利用することを目指してドイツのアルテンミュラーが名づけた訓練。従来の音楽療法との区別を意図している。
NIRS	near-infrared spectroscopy。近赤外線分光法。赤外線を脳に照射し，局所の脳血液量を測定する方法。
NK 細胞	natural killer（ナチュラル・キラー）細胞。ウイルスやがん細胞などを貪食する免疫細胞。
NPI	neuropsychiatric Inventory。認知症の BPSD の頻度，重要度，介護負担度を観察法により評価・数値化する方法。妄想，幻覚，脱抑制など 10 項目からなる。治験で頻用される。
PD	Parkinson's disease。パーキンソン病。代表的な神経変性疾患。日本には約 20 万人の患者がおり，国の定める特定疾患（いわゆる難病）に指定されている。歩行障害や動作緩慢，手の振戦などの多彩な症状を呈する。
PET	positron emission tomography。陽電子放射断層撮影法。放射性同位元素でマーキングした薬剤を静脈注射し，その脳内分布から脳活動を測定する方法。
PNFA	primary non-fluent aphasia。原発性非流暢性失語。PPA の一型。
PPA	primary progressive aphasia。原発性進行性失語。PNFA, SD，LPA に分けられる。
p 値	*p* は probability の略。有意確率と訳す。ある事象が起こる確率を示したもの。0.05 すなわち 5 %未満のとき，意味のある変化（＝偶然に生じたものではない）とみなす。
QOL	quality of life。日々の生活の質のこと。
RAS	rhythmic auditory stimulation。リズムによる聴覚刺激法。メトロノームや音楽の拍を提示することで歩行などの運動を向上させる方法。
RCPM	Raven's Colored Progressive Materices。レーブン色彩マトリシス検査。思考力や類推力を問う知能検査。
RCT	randomized controlled trial。無作為化比較試験。被験者をランダムに群に割り付けて行う臨床試験のこと。
SD	semantic dementia。意味性認知症。PPA の一型。

EBM	Evidence-Based Medicine。エビデンスに基づいた医療。経験や思い込みではなく，科学的に証明された事実に基づいて医療を行っていこうという姿勢のこと。
FIM	functional independence measure。機能的自立度評価表。どの程度の介助量が必要かを観察法により評価する。125点満点で，点数が高いほど自立度が高い。リハビリ場面で頻用される。
fMRI	functional magnetic resonance imaging。機能的核磁気共鳴法。課題施行時の脳血流を測定することにより，その課題に関与する脳部位を明らかにする方法。
GDS	geriatric depression scale。老年期うつ病評価尺度。最近1週間の15項目の精神状態についてYes/Noで答えてもらう。4点以下は正常，5点以上でうつ傾向，10点以上はうつ状態と判定。
ICD-10	International Classification of Diseases, revision。国際疾病分類第10版。
LM	logical memory。論理的記憶。検者が読んだ物語をできるだけ忠実に再生してもらう記憶検査。
LPA	logopenic progressive aphasia。適切な邦訳はないが，発話遅延型と訳されることもある。PPAの一型。
MCA	middle cerebral artery。中大脳動脈。脳に血液を送る3本の動脈のうち，もっとも大きなもの。
MCI	mild cognitive impairment。軽度認知障害。軽度の認知機能障害はあるが，生活障害は生じていない状態。認知症予備軍ともいわれる。5年経過すると5～8割が認知症に移行するといわれる。
MEG	magnetoencephalography。脳磁図。脳が発する微弱な磁気を計測して，脳の活動を調べる方法。
MIT	melodic intonation therapy。メロディック・イントネーション・セラピー。音楽のもつ節回しや拍を利用した失語訓練法。有効性はエビデンスとして確立している。
MMSE	Mini-Mental State Examination。世界でもっとも頻用される簡易知能検査。30点満点で，一般的には24点以上を正常とみなす。

略語・用語集

ACTH	adrenocorticotropic hormone。副腎皮質刺激ホルモン。下垂体から分泌される。
AD	Alzheimer's disease。アルツハイマー病。認知症の原因第一位。アミロイドという異常なタンパクが脳に沈着して，神経細胞を障害することにより起こる。もの忘れが主症状。現時点で根本治療法はない。
ADL	activity of daily living/life。日常生活での活動度。とくに，摂食や着衣，排泄などひとの基本的な日常生活上の動作を指す。それに対し，買い物や乗り物の利用など ADL よりも複雑な動作を IADL (instrumental activities of daily living) という。
AQ	aphasia quotient。失語指数。WAB 失語症検査で計測される。数値が高いほど正常に近い。
BPSD	behavioral and psychological symptoms of dementia。認知症の認知機能障害以外の症状。行動・心理症状を指し，以前は周辺症状と呼ばれていた。
CAST	Cardiac Arrhythmia Suppression Trial。心筋梗塞後の不整脈に対する Ic 群抗不整脈薬の効果を調べた研究。当初の予想に反し，薬剤を使用した群のほうがプラセボ群に比べて有意に死亡率が高くなった。EBM の必要性を世界中の医師や研究者に認識させた。
CDR	clinical dementia rating。臨床的認知症評価尺度。観察法による認知症の有無・程度を評価する方法。0 は正常，0.5 は MCI，1，2，3 は軽度・中等度・重度認知症をそれぞれ表す。
CMAI	Cohen-Mansfield agitation inventory。BPSD の興奮に対する介護者による評価法。
COPD	chronic obstructive pulmonary disease。慢性閉塞性肺疾患。慢性気管支炎と肺気腫に大別される。喫煙が最大の原因。
CRH	corticotropin-releasing hormone。コルチコトロピン刺激ホルモン。視床下部から分泌されるホルモン。

Among Patients Underwent Orthopedic Surgery: A Systematic Review and Meta-Analysis. *Cureus.*, **13**(9), e18377, 2021. doi: 10.7759/cureus.18377.

[12] Behzadmehr, R., Dastyar, N., Moghadam, M. P., Abavisani, M. and Moradi, M. Effect of complementary and alternative medicine interventions on cancer related pain among breast cancer patients: A systematic review. *Complement. Ther. Med.*, 49, 102318, 2020. DOI: 10.1016/j.ctim.2020.102318.

[13] Hakimi, S., Hajizadeh, K., Hasanzade, R. and Ranjbar, M. A Systematic Review and Meta-analysis of the Effects of Music Therapy on Postpartum Anxiety and Pain Levels. *J. Caring. Sci.*, **10**(4), 230-237 (2021). DOI: 10.34172/jcs.2021.033.

[14] Santiváñez-Acosta, R., Tapia-López, E. L. N. and Santero, M. Music Therapy in Pain and Anxiety Management during Labor: A Systematic Review and Meta-Analysis. *Medicina.* (*Kaunas*), **56**(10), 526, 2020. DOI: 10.3390/medicina 56100526.

[15] Kamioka, H., Tsutani, K., Yamada, M., et al. Effectiveness of music therapy: a summary of systematic reviews based on randomized controlled trials of music interventions. *Patient Prefer Adherence,* **8**, 727-754, 2014.

[16] Fancourt, D., Ockelford, A. and Belai, A. The psychoneuroimmunological effects of music: A systematic review and a new model. *Brain, Behav, Immunity,* **36**, 15-26, 2014.

[17] Sittler, M. C., Worschech, F., Wilz, G., Fellgiebel, A. and Wuttke-Linnemann, A. Psychobiological mechanisms underlying the health-beneficial effects of music in people living with dementia: A systematic review of the literature. *Physiol. Behav.*, **233**, 113338, 2021. DOI: 10.1016/j.physbeh.2021.113338.

第７章

[１] Kamioka, H., Tsutani, K., Yamada, M., et al. Effectiveness of music therapy: a summary of systematic reviews based on randomized controlled trials of music interventions. *Patient Prefer Adherence.* **8**, 727-754, 2014.

[20] Rossetti, Y., Rode, G., Pisella, L., et al. Prism adaptation to a right ward optical deviation rehabilitates left hemispatial neglect. *Nature*, **395**, 166-169, 1998.

第 6 章

[1] Wang, C. F., Sun, Y. L. and Zang, H. X. Music therapy improves sleep quality in acute and chronic sleep disorders: a meta-analysis of 10 randomized studies. *Int. J. Nurs. Stud.*, **51**(1), 51-62, 2014. DOI: 10.1016/j.ijnurstu.2013.03.008.

[2] Jespersen, K. V., Koenig, J., Jennum, P. and Vuust, P. Music for insomnia in adults. *Cochrane Database Syst. Rev.*, **2015**(8), CD010459, 2015. DOI: 10.1002/14651858.CD010459.pub2.

[3] Yamasato, A., Kondo, M., Hoshino, S., Kikuchi, J., Ikeuchi, M., Yamazaki, K., Okino, S. and Yamamoto, K. How prescribed music and preferred music influence sleep quality in university students. *The Tokai Journal of Experimental and Clinical Medicine*, **45**(4), 207-213, 2020.

[4] McNamara, R. J., Epsley, C., Coren, E. and McKeough, Z. J. Singing for adults with chronic obstructive pulmonary disease (COPD). *Cochrane Database Syst. Rev.*, **12**(12), CD012296, 2017. DOI: 10.1002/14651858.CD012296.pub2.

[5] Huang, J., Yuan, X., Zhang, N., Qiu, H. and Chen, X. Music Therapy in Adults With COPD. *Respir. Care*, **66**(3), 501-509 (2021). DOI: 10.4187/respcare.07489.

[6] Witusik, A., Mokros, Ł. and Pietras, T. The role of music therapy in the clinic of obstructive diseases of the respiratory system. *Pol. Merkur. Lekarski.*, **49**(294), 445-447, 2021.

[7] Sliwka, A., Wloch, T., Tynor, D. and Nowobilski, R. Do asthmatics benefit from music therapy? A systematic review. *Complement. Ther. Med.*, **22**(4), 756-766, 2014. DOI: 10.1016/j.ctim.2014.07.002.

[8] Goldenberg, R. B. Singing Lessons for Respiratory Health: A Literature Review. *J. Voice*, **32**(1), 85-94, 2018. DOI: 10.1016/j.jvoice.2017.03.021.

[9] Bradt, J., Dileo, C., Myers-Coffman, K. and Biondo, J. Music interventions for improving psychological and physical outcomes in people with cancer. *Cochrane Database Syst. Rev.*, **10**(10), CD006911, 2021. DOI: 10.1002/14651858.CD006911.pub4.

[10] Zimpel, S. A., Torloni, M. R., Porfírio, G. J., Flumignan, R. L. and da Silva, E. M. Complementary and alternative therapies for post-caesarean pain. *Cochrane Database Syst. Rev.*, **9**, CD011216, 2020. DOI: 10.1002/14651858.CD011216.pub2.

[11] Patiyal, N., Kalyani, V., Mishra, R., Kataria, N., Sharma, S., Parashar, A. and Kumari, P. Effect of Music Therapy on Pain, Anxiety, and Use of Opioids

reorganization underlies improvement in stroke-induced motor dysfunction by music-supported therapy. *Ann. N. Y. Acad. Sci.*, **1169**, 395-405, 2011.

[8] Säkämö, T., Tervaniemi, M., Laitinen, S., et al. Music listening enhances cognitive recovery and mood after middle cerebral artery stroke. *Brain*, **131**, 866-876, 2008.

[9] Jeong, S., T. and Kim, M. T. Effects of a theory-driven music and movement program for stroke survivors in a community setting. *Applied Nursing Research*, **20**, 125-131, 2007.

[10] Huang, W. H., Dou, Z. L., Jin, H. M., Cui, Y., Li, X. and Zeng, Q. The Effectiveness of Music Therapy on Hand Function in Patients With Stroke: A Systematic Review of Randomized Controlled Trials. *Front. Neurol.*, **12**, 641023, 2021. DOI: 10.3389/fneur.2021.641023.

[11] Zhang, Y., Cai, J., Zhang, Y., Ren, T., Zhao, M. and Zhao, Q. Improvement in Stroke-induced Motor Dysfunction by Music-supported Therapy: A Systematic Review and Meta-analysis. *Sci. Rep.*, **6**, 38521, 2016. DOI: 10.1038/srep38521.

[12] Baylan, S., Swann-Price, R., Peryer, G. and Quinn, T. The effects of music listening interventions on cognition and mood post-stroke: a systematic review. *Expert Rev. Neurother.*, **16**(**11**), 1241-1249, 2016. DOI: 10.1080/14737175.2016.1227241.

[13] Van Criekinge, T., D'Août, K., O'Brien, J. and Coutinho, E. The Influence of Sound-Based Interventions on Motor Behavior After Stroke: A Systematic Review. *Front. Neurol.*, **10**, 1141, 2019. DOI: 10.3389/fneur.2019.01141.

[14] Ghai, S. and Ghai, I. Effects of (music-based) rhythmic auditory cueing training on gait and posture post-stroke: A systematic review & dose-response meta-analysis. *Sci. Rep.*, **9**(**1**), 2183, 2019. DOI: 10.1038/s41598-019-38723-3.

[15] 井貝（藤田）梨紗，佐藤正之，田部井賢一ほか「電子楽器 Cymis を利用した脳疾患患者の上肢訓練リハビリ」『音楽医療研究』，**9**，1-9，2016.

[16] Mesulam, M. M. Attention, confusional states, and neglect. In: *Principle of Behavioral Neurology* (eds by Mesulam, M. M.), Philadelphia, FA Davis, pp 125-168, 1985.

[17] Bisiach, E. and Luzzatti, C. Unilateral neglect of representational space. *Cortex*, **14**, 129-133, 1978.

[18] Marshall, J. C. and Halligan, P. W. Blindsight and insight in visuo-spatial neglect. *Nature*, **336**, 766-767, 1988. DOI: 10.1038/336766a0.

[19] Klinle, M. E., Hafsteinsdottir, T. B. and Hjaltason, H. Ward-based interventions for patients with hemispatial neglect in stroke rehabilitation; A systematic literature review. *Int. J. Nursing Studies*, **52**, 1375-1403, 2015.

therapy on motor function, balance, gait, mental health, and quality of life for patients with Parkinson's disease: A systematic review and meta-analysis. *Clin. Rehabil.*, **35**(**7**), 937–951, 2021. DOI: 10.1177/0269215521990526.

[8] Barnish, M. S. and Barran, S. M. A systematic review of active group-based dance, singing, music therapy and theatrical interventions for quality of life, functional communication, speech, motor function and cognitive status in people with Parkinson's disease. *BMC Neurol.*, **20**(**1**), 371, 2020. DOI: 10.1186/s12883-020-01938-3.

[9] Satoh, M. and Kuzuhara, S. Training in mental singing while walking improves gait disturbance in Parkinson's disease patients. *Eur. Neurol.*, **60**, 237–243, 2008.

[10] Nombela, C., Hughes, L. E., Owen, A. M. and Grahn, J. A. Into the groove: can rhythm influence Parkinson's disease? *Neurosci. Biobehav. Rev.*, **37** (**10 Pt 2**), 2564–2570, 2013. DOI: 10.1016/j.neubiorev.2013.08.003.

第 5 章

[1] Magee, W. L., Clark, I., Tamplin, J. and Bradt, J. Music interventions for acquired brain injury. *Cochrane Database Syst. Rev.*, **1**(**1**), CD006787, 2017. DOI: 10.1002/14651858.CD006787.pub3.

[2] Yoo, G. E. and Kim, S. J. Rhythmic Auditory Cueing in Motor Rehabilitation for Stroke Patients: Systematic Review and Meta-Analysis. *J. Music Ther.*, **53**(**2**), 149–177, 2016. DOI: 10.1093/jmt/thw003.

[3] Schauer, M. and Mauritz, K-H. Musical motor feedback (MMF) in walking hemiparetic stroke patients: randomized trials of gait improvement. *Clin. Rehabil.*, **17**, 713–722, 2003.

[4] Schneider, S., Schönle, P. W., Altenmüller, E. and Münte, T. F. Using musical instruments to improve motor skill recovery following a stroke. *J. Neurol.*, **254**, 1339–1346, 2007.

[5] Rojo, N., Amengual, J., Juncadella, M., et al. Music-supported therapy induces plasticity in the sensorimotor cortex in chronic stroke: a single-case study using multimodal imaging (fMRI-TMS). *Brain Injury,* **25**(**7–8**), 787–793, 2011.

[6] Amengual, J. L., Rojo, N., de las Heras, M. V., et al. Sensorimotor plasticity after music-supported therapy in chronic stroke patients revealed by transcranial magnetic stimulation. *PLoS ONE,* **8**(**4**), e61883, 2013. DOI:10.1371/journal.pone.0061883.

[7] Altenmüller, E., Marco-Pallares, J., Münte, T. F. and Schneider, S. Neural

systematic review and meta-analysis. *Neurol. Sci.*, **43**(**2**), 863-872, 2022. DOI: 10.1007/s10072-021-05743-9.

[22] 関啓子，杉下守弘．「メロディックイントネーション療法によって改善のみられた Broca 失語の一例」『脳と神経』，**35**，1031-1037，1983.

[23] Belin, P., Eeckhout, V., Zilbovicius, M., Remy, P., François, C., Guillaume, S., Chain, F., Rancurel, G. and Samson, Y. Recovery from nonfluent aphasia after melodic intonation therapy: a PET study. *Neurology,* **47**, 1504-1511, 1996.

[24] Breier, J. I., Randle, S., Mahler, L. M. and Papanicolou, A. C. Changes in maps of language activity activation following melodic intonation therapy using magnetoencephalography: Two case studies. *J. Clin. Exp. Neuropsychology,* **32**, 309-314, 2010.

[25] Schlaug, G. S., Marchina, S. and Norton, A. Evidence for plasticity in white-matter tracts of patients with chronic Broca's aphasia undergoing intense intonation-based speech therapy. *Ann. N. Y. Acad. Sci.*, **1169**, 385-394, 2009.

第 4 章

[1] Yahalom, G., Simon, E. S., Thorne, R., Peretz, C. and Giladi, N. Hand rhythmic tapping and timing in Parkinson's disease. *Parkinsonism and Related Disorders,* **10**, 143-148, 2004.

[2] Morris, M. E., Iansek, R., Matyas, T. A. and Summers, J. J. Ability to modulate walking cadence remains intact in Parkinson's disease. *J. Neurol. Neurosurg. P sychiatry,* **57**, 1532-1534, 1994.

[3] Suteerawattananon, M., Morris, G. S., Etnyre, B. R., Jankovic, J. and Protas, E. J. Effects of visual and auditory cues on gait in individuals with Parkinson's disease. *J. Neurol. Sci.*, **219**, 63-69, 2004.

[4] Thaut, M. H., Kenyon, G. P., Schauer, M. L. and McIntosh, G. C. The connection between rhythmicity and brain function. *IEEE Engineering in Medicine and Biology Magazine,* **18**(**2**), 101-108, 1999.

[5] McIntosh, G. C., Brown, S. H., Rice, R. R. and Thaut, M. H. Rhythmic auditory-motor facilitation of gait patterns in patients with Parkinson's disease. *J. Neurol. Neurosurg. Psychiatry,* **62**(**1**), 22-26, 1997. DOI: 10.1136/jnnp.62.1.22.

[6] Zhang, S., Liu, D., Ye, D., Li, H. and Chen, F. Can music-based movement therapy improve motor dysfunction in patients with Parkinson's disease? Systematic review and meta-analysis. *Neurol. Sci.*, **38**(**9**), 1629-1636, 2017. DOI: 10.1007/s10072-017-3020-8.

[7] Zhou, Z., Zhou, R., Wei, W., Luan, R. and Li, K. Effects of music-based movement

1391-401 (2008). DOI: 10.1093/brain/awn043.

[10] 佐藤正之. 「失音楽症」『神経内科』, **76**(4), 323-327, 2012.

[11] Racette, A., Bard, C. and Peretz, I. Making non-fluent aphasics speak: sing along! *Brain*, **129**, 2571-284, 2006.

[12] Stahl, B., Kotz, S. A., Henseler, I., Turner, R. and Geyer, S. Rhythm in disguise: why singing may not hold the key to recovery from aphasia. *Brain*, **134**, 3083-3093, 2011.

[13] Stahl, B., Henseler, I., Turner, R., Geyer, S. and Kotz, S. A. How to engage the right brain hemisphere in aphasics without even singing: evidence for two paths of speech recovery. *Front. Hum. Neurosci.*, **7**, 35, 2013. DOI: 10.3389/fnhum.2013.00035.

[14] Tamplin, J., Baker, F. A., Jones, B., Way, A. and Lee, S. 'Stroke a Chord': The effect of singing in a community choir on mood and social engagement for people living with aphasia following a stroke. *NeuroRehabilitation*, **32**(4), 929-941, 2013.

[15] Assessment. Melodic intonation therapy. Report of the Therapeutics and Technology Assessment Subcommittee of the American Academy of Neurology. *Neurology*, **44**, 566-568, 1994.

[16] Norton, A., Zipse, L., Marchina, S. and Schlaugm, G. Melodic Intonation Therapy: Shared insights on how it is done and why it might help. *Ann. N. Y. Acad. Sci.*, **1169**, 431-436, 2009.

[17] Van der Meulen, I., van der Sandt-Koenderman, M. E. and Ribbers, G. M. Melodic intonation therapy: present controversies and future opportunities. *Arch. Phys. Med. Rehabil.*, **93**, Suppl 1, S46-S52, 2012.

[18] Naeser, M. A. and Helm-Estabrooks, N. CT scan lesion localization and response to melodic intonation therapy with nonfluent aphasia cases. *Cortex*, **21**(2), 203-223, 1985. DOI: 10.1016/s0010-9452(85)80027-7.

[19] Zumbansen, A., Peretz, I. and Hèbert, S. Melodic intonation therapy: back to basics for future research. *Front. Neurol.*, **28**, Jan. 2014, DOI: 10.3389/fneur.2014.00007

[20] Haro-Martínez, A., Pérez-Araujo, C. M., Sanchez-Caro, J. M., Fuentes, B. and Díez-Tejedor, E. Melodic Intonation Therapy for Post-stroke Non-fluent Aphasia: Systematic Review and Meta-Analysis. *Front. Neurol.*, **12**, 700115, 2021. DOI: 10.3389/fneur.2021.700115.

[21] Liu, Q., Li, W., Yin, Y., Zhao, Z., Yang, Y., Zhao, Y., Tan, Y. and Yu, J. The effect of music therapy on language recovery in patients with aphasia after stroke: a

[44] Satoh, M., Ogawa, J. I., Tokita, T., Matsumoto, Y., Nakao, K., Tabei, K. I., Kato, N. and Tomimoto, H. The Effects of a 5-Year Physical Exercise Intervention with Music in Community-Dwelling Normal Elderly People: The Mihama-Kiho Follow-Up Project. *J. Alzheimers Dis.*, **78**, 1493-1507, 2020. DOI: 10.3233/JAD-200480.

[45] Abe, M., Tabei, K. and Satoh, M. The assessment of music therapy for dementia based on the Cochrane Review. *Dement. Geriatr. Cogn. Disord. Extra,* **12**, 6-13, 2022. DOI: 10.1159/000521231.

[46] Dodd, S., Clarke, M., Becker, L., Mavergames, C., Fish, R. and Williamson, P. R. A taxonomy has been developed for outcomes in medical research to help improve knowledge discovery. *J. Clin. Epidemiol.*, **96**, 84-92, 2018.

第3章

[1] Signoret, J-L., Castaigne, P., Lhermitte, F., Abelanet, R. and Lavorel, P. Rediscovery of Leborgne's brain: anatomical description with CT scan. *Brain and Language,* **22**, 303-319 (1984).

[2] Mesulam, M. M. Slowly progressive aphasia without generalized dementia. *Ann. Neurol.*, **11**, 592-598, 1982.

[3] Patel, A. D. Language, music, syntax and the brain. *Nat. Neurosci.*, **6**, 674-681, 2003.

[4] Curtis, M. E. and Bharucha, J. J. The minor third communicates sadness in speech, mirroring its use in music. *Emotion,* **10(3)**, 335-348, 2010.

[5] Maess, B., Koelsch, S., Gunter, T. C. and Friederici A. D. Musical syntax is processed in Broca's area: an MEG study. *Nat. Neurosci.*, **4(5)**, 540-545, 2001.

[6] Jeffries, K. J., Fritz, J. B. and Braun, A. R. Words in melody: an H(2)15O PET study of brain activation during singing and speaking. *Neuroreport,* **14(5)**, 749-754, 2003.

[7] Riecker, A., Ackermann, H., Wildgruber, D., Dogil, G. and Grodd, W. Opposite hemispheric lateralization effects during speaking and singing at motor cortex, insula and cerebellum. *Neuroreport,* **11(9)**, 1997-2000 (2000). DOI: 10.1097/00001756-200006260-00038.

[8] Saito, Y., Ishii, K., Yagi, K., Tatsumi, I. F. and Mizusawa, H. Cerebral networks for spontaneous and synchronized singing and speaking. *Neuroreport,* **17**, 1893-1897, 2006.

[9] Richter, M., Miltner, W. H. and Straube, T. Association between therapy outcome and right-hemispheric activation in chronic aphasia. *Brain,* **131** (Pt 5),

people: Mihama-Kiho project. *PLoS ONE*, **9**(4), e95230, 2014. DOI:10.1371/journal.pone.0095230.

[33] Tabei, K., Satoh, M., Ogawa, J., Tokita, T., Nakaguchi, N., Nakao, K., Kida, H. and Tomimoto, H. Physical exercise with music reduces gray and white matter loss in the frontal cortex of elderly people: The Mihama-Kiho scan project. *Front. Aging Neurosci.*, 07 June, 2017. DOI: 10.3389/fnagi.2017.00174.

[34] Sergent, J., Zuck, E., Terriah, S. and MacDonald, B. Distributed neural network underlying musical sight-reading and keyboard performance. *Science*, **257**, 106-109, 1992.

[35] Mazzoni, M., Moretti, P., Pardossi, L., Vista, M., Muratorio, A., et al. A case of music imperceptions. *J. Neurol. Neurosutg. Psychiatry.*, **56**, 322-324, 1993.

[36] Platel, H., Price, C., Baron, J. C., Wise, R., Lambert, J., et al. The structural components of music perception. A functional anatomical study. *Brain*, **120**, 229-243, 1997.

[37] Satoh, M., Takeda, K., Nagata, K., Hatazawa, J. and Kuzuhara, S. Activated brain regions in musicians during an ensemble: a PET study. *Cog. Brain Res.*, **12**, 101-108, 2001.

[38] Satoh, M., Takeda, K., Nagata, K., Hatazawa, J. and Kuzuhara, S. The anterior portion of bilateral temporal lobes participates in music perception: a positron emission tomography study. *Am. J. Neuroradiol.*, **24**, 1843-1848, 2003.

[39] Brown, S., Martinez, M. and Parsons, L. M. Passive music listening spontaneously engages limbic and paralimbic systems. *Neuroreport*, **15**, 2033-2037, 2004.

[40] Satoh, M., Takeda, K., Nagata, K. and Tomimoto, H. The lateral occipital complex is activated by melody with accompaniment: foreground and background segregation in auditory processing. *J. Behav. Brain Sci.*, **1**, 94-101, 2011a, DOI: 10.4236/jbbs.2011.13013.

[41] Satoh, M., Nakase, T., Nagata, K. and Tomimoto, H. Musical anhedonia: selective loss of emotional experience in listening to music. *Neurocase*, **17**, 410-417, 2011b.

[42] Satoh, M., Ogawa, J., Tomoko, T., Nakaguchi, N., Nakao, K., Kida, H. and Tomimoto, H. Physical exercise with music maintains activities of daily living in patients with dementia: Mihama-Kiho project part 2. *J. Alzheimer Dis.*, **57**, 85-96, 2017. DOI: 10.3233/JAD-161217.

[43] Tabei, K., Satoh, M., Ogawa, J., Tokita, T., Nakaguchi, N., Nakao, K., Kida, H. and Tomimoto, H. Cognitive function and brain atrophy predict non-pharmacological efficacy in dementia; The Mihama-Kiho scan project 2. *Front. Aging Neurosci.*, **10**, 87, 2018. DOI: 10.3389/fnagi.2018.00087.

[21] Dyer, S. M., Harrison, S. L., Laver, K., Whitehead, C. and Crotty, M. An overview of systematic reviews of pharmacological and non-pharmacological interventions for the treatment of behavioral and psychological symptoms of dementia. *Int. Psychogeriatr.*, **30**(**3**), 295-309, 2018. DOI: 10.1017/S1041610217002344.

[22] Raglio, A., Bellelli, G., Mazzolac, P., et al. Music, music therapy and dementia: A review of literature and the recommendations of the Italian Psychogeriatric Association. *Maturitas*, **72**, 305-310, 2012.

[23] 佐藤正之「認知症患者の認知機能の維持・改善に効果がある音楽療法」『臨床老年看護』, **25**, 2-12 (2018).

[24] Lin, Y., Chu, H., Yang, C-Y., et al. Effectiveness of group music intervention against agitated behavior in elderly persons with dementia. *Int. J. Geriatr. Psychiatry*, **26**, 670-678, 2011.

[25] Bellelli, G. Music interventions against agitated behaviour in elderly persons with dementia: a cost-effective perspective. *Int. J. Geriatr. Psychiatry*, **27**, 327, 2012.

[26] Livingston, G., Kelly, L., Lewis=Holmes, E., et al. A systematic review of the clinical effectiveness and cost-effectiveness of sensory, psychological and behavioural interventions for managing agitation in older adults with dementia. *Health Technol. Assess.*, **18**(**39**), 2014, DOI: 10.3310/hta18390.

[27] 福田真理, 佐藤正之, 木田博隆ほか「疾患の特徴に応じた音楽療法の効果の検討：アルツハイマー病と皮質下血管性認知症を対象として」『日本音楽療法学会誌』, **17**, 41-52, 2017.

[28] Fabre, C., Chamari, K., Mucci, P., Massé-Biron, J. and Préfaut, C. Improvement of cognitive function by mental and/or individualized aerobic training in healthy elderly subjects. *Int. J. Sport. Med.*, **23**(**6**), 415-421, 2002.

[29] Oswald, W. D., Gunzelmann, T., Rupprecht, R. and Hagen, B. Differential effects of single versus combined cognitive and physical training with adults: the SimA study in a 5-year perspective. *Eur. J. Ageing*, **3**, 179-192, 2006.

[30] Shatil, E. Does combined cognitive training and physical activity training enhance cognitive abilities more than either alone? A four-condition randomized controlled trial among healthy older adults. *Front. Aging Neurosci.*, **26**, March 2013, DOI: 10.3389/fnagi.2013.00008.

[31] Suzuki, T., Shimada, H., Makizako, H., et al. A randomized controlled trial of multicomponent exercise in older adults with mild cognitive impairment. *PLoS ONE*, **8**(**4**), e61483, 2013. DOI: 10.1371/journal.pone.0061483.

[32] Satoh, M., Ogawa, J., Tokita, T., Nakaguchi, N., Nakao, K., Kida, H. and Tomimoto, T. The effects of physical exercise with music on cognitive function of elderly

exercise as a preventive or disease-modifying treatment of dementia and brain aging. *Mayo. Clin. Proc.*, **86**(9), 876-884, 2011.

[9] Erickson, K. I., Weinstein, A. M. and Lopez, O. L. Physical activity, brain plasticity, and Alzheimer's disease. *Arch. Med. Rehabil.*, **43**, 615-621, 2012.

[10] Lautenschlager, N. T., Cox, K. and Cyarto, E. V. The influence of exercise on brain aging and dementia. *Biochimica et Biophysica Acta*, **1822**, 474-481, 2012.

[11] 佐藤正之「認知症に対する運動療法の効果とそのメカニズム」, *Jpn. J. Rhebil. Med.*, **55**, 658-663, 2018.

[12] van der Steen, J. T., Smaling, H. J., van der Wouden, J. C., Bruinsma, M. S., Scholten, R. J. and Vink, A. C. Music-based therapeutic interventions for people with dementia. *Cochrane Database Syst. Rev.*, **7**(7), CD003477, 2018. doi: 10.1002/14651858.CD003477.pub4.

[13] Vasionytė, I. and Madison, G. Musical intervention for patients with dementia: a meta-analysis. *J. Clin. Nursing*, **22**, 1203-1216, 2013.

[14] Thompson, R. G., Moulin, C. J. A., Hayre, S. and Jones, R. W. Music enhances category fluency in healthy older adults and Alzheimer's disease patients. *Exp. Aging. Res.*, **31**, 91-99, 2005.

[15] Irish, M., Cunningham, C. J., Walsh, J. B., Coakley, D., Lawlor, B. A., Robertson, I. H. and Coen, R. F. Investigating the enhancing effect of music on autobiographical memory in mild Alzheimer's disease. *Dement. Geriatr. Cogn. Disord.*, **22**, 108-120, 2006.

[16] Simmons-Stern, N. R., Budsopn, A. E. and Ally, B. A. Music as a memory enhancer in patients with Alzheimer's disease. *Neuropsychologia*, **48**, 3164-3167, 2010.

[17] Pérez-Ros, P., Cubero-Plazas, L., Mejías-Serrano, T., Cunha, C. and Martínez-Arnau, F. M. Preferred Music Listening Intervention in Nursing Home Residents with Cognitive Impairment: A Randomized Intervention Study. *J. Alzheimers Dis.*, **70**(2), 433-442, 2019. DOI: 10.3233/JAD-190361.

[18] Moreno-Morales, C., Calero, R., Moreno-Morales, P. and Pintado, C. Music Therapy in the Treatment of Dementia: A Systematic Review and Meta-Analysis. *Front. Med.* (*Lausanne*), **7**, 160, 2020. DOI: 10.3389/fmed.2020.00160.

[19] Ueda, T., Suzukamo, Y., Sato, M. and Izumi, S. Effects of music therapy on behavioral and psychological symptoms of dementia: A systematic review and meta-analysis. *Ageing Res. Rev.*, **12**, 628-641, 2013.

[20] McDermott, O., Crellin, N., Ridder, H. M. and Orrell, M. Music therapy in dementia: a narrative synthesis systematic review. *Int. J. Geriatr. Psychiatry*, **28**(8), 781-794, 2013.

representation of the fingers of the left hand in string players. *Science,* **270**(**5234**), 305–307, 1995. DOI: 10.1126/science.270.5234.305.

[14] Stewart, L., Henson, R., Kampe, K., Walsh, V., Turner, R. and Frith, U. Brain changes after learning to read and play music. *Neuroimage,* **20**(**1**), 71–83, 2003. DOI: 10.1016/s1053-8119(03)00248-9.

[15] 筒井末春「治療法としての音楽療法」，日本バイオミュージック研究会（日本音楽療法協会）編『音楽療法の理解』，57–72，日本バイオミュージック研究会，1990.

[16] Moumdjian, L., Sarkamo, T., Leone, C., Leman, M. and Feys, P. Effectiveness of music-based interventions on motricity or cognitive functioning in neurological populations: a systematic review. *Eur. J. Phys. Rehabil. Med.,* **53**(**3**), 466–482, 2017. DOI: 10.23736/S1973-9087.16.04429-4.

第 2 章

[1] Matthews, F. E., Arthur, A., Bames, A. L., Bond, J., Jagger, C., Robinson, L. and Brayne, C. A two-decade comparison of prevalence of dementia in individuals aged 65 years and older from three geographical areas of England: results of the Cognitive Function and Ageing Study I and II. *Lancet,* **382**, 1405–12, 2013.

[2] Barnes, D. E. and Yaffe, K. The projected effect of risk factor reduction on Alzheimer's disease prevalence. *Lancet Neurol.,* **10**(**9**), 819–828, 2011. DOI: 10.1016/S1474-4422(11)70072-2.

[3] Livingston, G., Sommerlad, A., Orgeta, V., et al. Dementia prevention, intervention, and care. *Lancet,* **390**(**10113**), 2673-2734, 2017. DOI: 10.1016/S0140-6736(17)31363-6.

[4] Abbott, R. D., White, L. R., Ross, G. W., Masaki, K. H., Curb, J. D. and Petrovitch, H. Walking and dementia in physically capable elderly men. *JAMA,* **292**(**12**), 1447–1453, 2004.

[5] Erickson, K. I., Voss, M. W., Prakash, R. S., et al. Exercise training increases size of hippocampus and improves memory. *PNAS,* **108**(**7**), 3017–3022, 2011.

[6] Heyn, P., Abreu, B. C. and Ottenbacher, K. J. The effects of exercise training on elderly persons with cognitive impairment and dementia: a meta-analysis. *Arch. Phys. Med. Rehabili.,* **85**(**10**), 1694–704, 2004.

[7] McDonnell, M. N., Smith, A. E. and Mackintosh, S. F. Aerobic exercise to improve cognitive function in adults with neurological disorders: a systematic review. *Arch. Phys. Med. Rehabil.,* **92**, 1044–1052, 2011.

[8] Ahlskog, J. E., Geda, Y. E., Graff-Radford, N. R. and Petersen, R. C. Physical

参考文献

第 1 章

[1] Ruskin, J. N. The cardiac arrhythmia suppression trial (CAST). *N. Engl. J. Med.*, **321**, 386-388, 1989.

[2] 中川仁. 「EBM の実践：本来の McMaster 大学方式に則って」『情報管理』, **45**, 403-410, 2002.

[3] Shojania, K. G., Samson, M., Ansari, M. T., Doucette, S. and Moher, D. How quickly do systematic reviews go out of date? A survival analysis. *Ann. Intern. Med.*, **147**, 224-233, 2007.

[4] 佐藤正之. 「アート・イン・サイエンス：医療としての音楽療法」『音楽医療研究』, **5**, 1-7, 2012a.

[5] Satoh. M., Okamoto, K., Tabei, K., Kida, H., Tomimoto, H. and Eda, H. The effect of motion artifacts on NIRS data and proposal of a video-NIRS system. *Dement. Geriatr. Cogn. Disord-Extra*, **7**, 406-418, 2017. DOI: 10.1159/000484519.

[6] 佐藤正之. 「失音楽症～忘れてはならない高次脳機能障害～」『神経内科』, **76**, 323-327, 2012b.

[7] Platel, H., Price, C., Baron, J. C., et al. The structual components of music perception; A functional anatomical study. *Brain*, **120**, 229-43, 1997.

[8] Bengtsson, S. L. and Ullén, F. Dissociation between melodic and rhythmic processing during performance from musical scores. *Neuroimage*, **30**, 272-84, 2006.

[9] Satoh, M., Takeda, K., Nagata, K., Hatazawa, J. and Kuzuhara, S. The anterior portion of the bilateral temporal lobes participate in music perception: a PET study. *American Journal of Neuroradiology*, **24**, 1843-1848, 2003.

[10] Satoh, M., Takeda, K., Murakami, Y., Onouchi, K., Inoue, K. and Kuzuhara, S. A case of amusia caused by the infarction of anterior portion of bilateral temporal lobes. *Cortex*, **41**, 77-83, 2005.

[11] Satoh, M., Takeda, K., Nagata, K., Shimosegawa, E. and Tomimoto, H. The lateral occipital complex is activated by melody with accompaniment: foreground and background segregation in auditory processing. *J. Behavioral and Brain Science*, **1**, 94-101, 2011.

[12] Satoh, M., Takeda, K., Nagata, K., Hatazawa, J. and Kuzuhara, S. Activated brain regions in musicians during an ensemble: a PET study. *Cognitive Brain Research*, **12(2001)**, 101-108, 2001.

[13] Elbert, T., Pantev, C., Wienbruch, C., Rockstroh, B. and Taub E. Increased cortical

本書は、二〇一七年六月に刊行された『音楽療法はどれだけ有効か——科学的根拠を検証する』を改題のうえ、加筆・修正し文庫化したものです。

佐藤正之　さとう・まさゆき
1963年、大阪生まれ。86年、相愛大学音楽部器楽科卒業。音楽教諭を経て、2002年、三重大学大学院医学系研究科博士課程修了。博士（医学）。現在、東京都立産業技術大学院大学認知症・神経心理学講座特任教授。
専門は神経内科学、神経心理学、認知症医療学。認知症や、失語をはじめとする高次脳機能障害の診療を通して、ヒトの脳機能なかでも音楽の脳内認知機構を中心に研究するとともに、音楽療法のエビデンスの確立を目指して活動している。

DOJIN BUNKO

音楽療法《おんがくりょうほう》はどれだけ有効《ゆうこう》か
科学的根拠《かがくてきこんきょ》から探《さぐ》るその可能性《かのうせい》

2023年2月10日第1刷発行

著者　佐藤正之
発行者　曽根良介
発行所　株式会社化学同人
600-8074　京都市下京区仏光寺通柳馬場西入ル
電話　075-352-3373(営業部)／075-352-3711(編集部)
振替　01010-7-5702
https://www.kagakudojin.co.jp　webmaster@kagakudojin.co.jp
装幀　BAUMDORF・木村由久
印刷・製本　創栄図書印刷株式会社

本書のご感想をお寄せください

Printed in Japan　Masayuki Satoh © 2023
ISBN978-4-7598-2512-1